Sirtfood-Diät für Frauen

Schnell und gesund abnehmen, ohne zu hungern mit dem Wunder-protein Sirtuin

Sasha Weiss

Alle Ratschläge in diesem Buch wurden vom Autor und vom Verlag sorgfältig erwogen und geprüft. Eine Garantie kann dennoch nicht übernommen werden. Eine Haftung des Autors beziehungsweise des Verlags für jegliche Personen-, Sach- und Vermögensschäden ist daher ausgeschlossen.

Auflage 2020

INHALT

Einleitung

Spätestens seit die britische Pop-Sängerin Adele, nachdem sie jahrelang neben ihrer eindrucksvollen Stimme auch für ihre eher fülligere Figur bekannt war, plötzlich erschlankt von einer Fotografin am Strand abgelichtet wurde und kurz darauf ihr Erfolgsgeheimnis verriet, ist die Sirtfood-Diät, mit der sie mehr als 40 Kilogramm abgenommen hat, in aller Munde! Doch nicht nur die Tatsache, dass diese Diät tatsächlich und langfristig zu funktionieren scheint, regt seitdem unzählige Frauen und Männer dazu an, sich von den sogenannten Sirtfoods zu ernähren. Die Ernährungsumstellung soll außerdem wahre Wunder im Anti-Aging-Bereich bewirken, den Körper vor Krankheiten und Entzündungen schützen und den Muskelaufbau unterstützen. Ein weiterer Reiz liegt darin, dass bestimmte Lebensmittel, die in anderen Diätkonzepten streng von der Speisekarte gestrichen werden, in Maßen absolut erlaubt und sogar hilfreich beim Abnehmprozess sind. Dazu zählen bspw. Wein und Schokolade. Was haben diese Lebensmittel an sich, dass basierend auf ihnen eine vollständige Diät- und Ernährungsweise aufgebaut wurde? Der Schlüssel zum Erfolg liegt in dem Zusammenspiel unserer zelleigenen Ressourcen, den Sirtuinen, und der Fähigkeit des Sirtfoods, diese in Wallung zu bringen.

Wie genau das funktioniert, was Sirtuine und Sirtfood eigentlich sind und können und wie Sie damit einen Mehrwert für Ihre Gesundheit und Ihr Wohlbefinden schaffen, verrate ich Ihnen in diesem Buch. Außerdem biete ich Ihnen eine Bandbreite an Sirtfood-tauglichen Rezepten, mit denen Sie sich durch den ganzen Tag schlemmen können, ohne dabei ein schlechtes Gewissen zu haben. Damit Sie wissen, wie aufwendig das jeweilige Rezept in der Zubereitung sein wird, können Sie sich an den Kochmützen orientieren. Eine Kochmütze bedeutet wenig Aufwand, zwei Kochmützen mittelmäßigen Aufwand und die Rezepte, die mit drei Kochmützen versehen sind, erfordern viel Aufwand. Zu guter Letzt präsentiere ich Ihnen Ihren ganz persönlichen 3-Phasen-Diätplan, der Ihnen mit Hilfe von Sirtfood zur Traumfigur verhelfen wird. Haben Sie also keine Angst! Hungern, Verzicht und schlechte Laune während der Diät waren gestern! Mit der Sirtfood-Methode erreichen Sie spielend leicht und durch eine abwechslungsreiche Ernährungsform, die viel mehr als eine kurzweilige Diätphase umfasst und somit langfristig in Erfolgen resultiert, Ihr Wunschgewicht!

Was sind Sirtuine?

Ähnlich wie die Low-Carb-Diät setzt die Sirtfood-Diät vor allem auf Proteine. Um genau zu sein, auf eine ganz bestimmte Proteinart: die Sirtuine. Daher auch der Name Sirtfood! Sirtuine sind körpereigene Schlankmacher-Enzyme, die in jeder Zelle unseres Körpers vorhanden sind und nur darauf warten, aktiviert zu werden. Treten sie erst einmal in Aktion, sorgen sie u. a. für eine erfolgreiche Zellreparatur und halten unseren Körper in Bestform. Somit ermöglichen sie uns ein langes und gesundes Leben, halten uns fit und vital und da sie außerdem die Fettverbrennung und den Muskelaufbau anregen, helfen sie ganz nebenbei auch noch beim Abnehmen. Klingt super? Fanden die Entwickler der Sirtfood-Diät, Aidan Goggins und Glen Matten, auch, weswegen Sie basierend auf den in langjährigen Forschungsprozessen gewonnenen Erkenntnissen rund um die Wunderenzyme eine innovative Ernährungsform ins Leben riefen, die eine Rundumerneuerung für Körper und Geist bedeutet, ohne dabei den Spaß am Essen zu verlieren. Um unsere Sirtuine in Gang zu setzen, gibt es nämlich verschiedene Möglichkeiten: Lange Zeit glaubte man, die Abnehmenzyme würden nur aktiv, wenn unser Magen leer ist.

Intervallfasten, also für einen bestimmten überwiegenden Zeitraum am Tag auf Nahrung verzichten, schien somit die einzige Möglichkeit, mit Hilfe der Sirtuinaktivität abzunehmen. Dass viele Menschen aber nicht auf ihr geliebtes und notwendiges Frühstück verzichten wollen, spätestens mittags etwas zu sich nehmen müssen, um zu funktionieren, und das Fasten in bestimmten Tagesabschnitten daher einfach nichts für sie ist, bedeutet aber, wie man mittlerweile weiß, keineswegs, dass man sich die Kraft der Sirtuine nicht zu eigen machen kann. So fand man in den letzten Jahren heraus, dass unsere Sirtuine auch in Wallung geraten, wenn wir ganz bestimmte Lebensmittel essen und trinken, wenn unser Magen also gefüllt wird. Man muss sich das folgendermaßen vorstellen: Bestimmte pflanzliche Nahrungsmittel – also Obst, Gemüse und Kräuter – enthalten moderate Gifte. Nehmen wir diese zu uns, aktiviert das unser Immunsystem, wodurch Reparaturprozesse in Gang gesetzt werden. Die Sirtuine treten in Aktion! Hinter dieser gezielten und gesundheitlich vollkommen unbedenklichen Reizung steht das in der Naturheilkunde schon lange bekannte und bewährte „Hormesis-Prinzip". Die Gifte werden auch als sekundäre Pflanzenstoffe bezeichnet, die zum einen die Pflanze selbst vor Fressfeinden bewahren und zum anderen uns schützen, indem sie die bereits benannte Reaktion in unserem Körper auslösen.

Alle pflanzlichen Lebensmittel produzieren sekundäre Pflanzenstoffe, weswegen sie grundsätzlich für die Sirtfood-Diät geeignet sind, wobei es bestimmte Obst-, Gemüse- und Kräutersorten gibt, die eine ganz besonders hohe Sirtuinaktivität auslösen und dementsprechend im besonderen Maße förderlich für den Abnehmprozess sind. Welche Sorten das sind, können Sie der Liste im Folgenden entnehmen. Diese Lebensmittel, sofern sie frisch und industriell unverarbeitet sind (umso stärker die Verarbeitung, desto geringer fällt der positive Effekt aus) sowie kontrolliert biologisch angebaut werden (Finger weg von

Produkten, die mit Pestiziden vor Schädlingsbefall geschützt werden! Diese Pflanzen werden in der konventionellen Landwirtschaft in solchem Maße geschützt, als dass sie keine sekundären Pflanzenstoffe mehr produzieren und dadurch beim Verzehr nicht mehr sirtuinaktivierend wirken), entfachen ein wahres Feuerwerk an Sirtuintätigkeit in unseren Zellen. Gerichte, die aus eben diesen Lebensmitteln zubereitet werden, und die Lebensmittel selbst bezeichnen wir dementsprechend als Sirtfood. Und darin liegt auch schon das Geheimnis der Sirtfood-Diät: Sie können sich satt essen, wann Sie wollen, solange Sie dabei auf bestimmte und in erster Linie vegane Nahrungsmittel zurückgreifen. Zwar sind auch tierische Produkte erlaubt, diese sollten Sie aber nur in geringen Mengen zu sich nehmen. Die Bandbreite ist groß und die Rezeptmöglichkeiten sind zahlreich, keine Angst! Sirtfood ist alles andere als eintönig, geschmacklos und langweilig. Hungrig gehen Sie auch nicht mehr ins Bett, keine Sorge! Übrigens: Sie können die Aktivität Ihrer zelleigenen Sirtuine hinzukommend fördern, indem Sie Sport treiben. Dazu aber später mehr.

Letztlich handelt es sich bei der Sirtfood-Diät also weniger um eine Diät, sondern vielmehr um eine gesunde, langanhaltende Ernährungsform, die aus unserem Körper das Beste herausholt, indem die Möglichkeiten, die unsere Sirtuine in sich tragen und entfalten können, voll ausgeschöpft werden. Sie kitzeln dementsprechend das volle Potenzial aus Ihrem Körper heraus, indem Sie bestimmte Sachen essen und trinken. Sirtfood stellt einen Mehrwert für Ihr gesamtes Wohlbefinden und Ihre körperliche Verfassung dar, ohne dabei starken Einschränkungen zu unterliegen. Denn auch nicht-pflanzliche Lebensmittel sind erlaubt! Allerdings sollte der überwiegende Teil Ihrer Ernährung aus veganem Sirtfood bestehen, um die besten Ergebnisse zu erzielen.

Denn zu starre Reglementierungen und Verbote sorgen normalerweise dafür, nach einer Weile eine Diät wieder abzubrechen, in alte Muster und dem Jojo-Effekt zu verfallen und das Ziel des Wunschgewichts aus den Augen zu verlieren. Sirtfood bedeutet nicht, weniger zu essen, hungrig schlafen zu gehen und Ihren Freunden dabei zuzusehen, wie sie ein Glas Wein genießen, während Sie mit einer Flasche Wasser daneben sitzen und schlechte Laune bekommen. Sirtfood bedeutet, sich an bestimmten Lebensmitteln satt zu essen, dem Körper etwas Gutes zu tun und langfristig den Traumkörper zu erreichen und zu halten. Sie sollen nicht nach der Anfangseuphorie die Lust verlieren, sondern Spaß am Essen haben, der zum einen aus leckeren Gerichten und zum anderen aus den positiven Wirkungen der Sirtuine, die Sie an sich beobachten können, resultiert. Durch die Hilfe von Sirtfood nehmen wir nicht nur ab, wir können auch weitere tolle Ergebnisse an unserem Körper beobachten, wie z. B. eine Verbesserung unseres Stoffwechsels oder einen verlangsamten Alterungsprozess. Darauf werde ich später noch eingehen. Ganz nebenbei tun Sie darüber hinaus auch der Umwelt einen Gefallen, wenn Sie sich von Sirtfood ernähren, da Sie für weniger Tierleid und einen geringeren Wasserverbrauch sorgen. Sie tun also sich selbst und der Erde einen Gefallen, ohne sich dabei großartig anstrengen oder einschränken zu müssen!

Was Sirtuine alles können!

1. FETTVERBRENNUNG UND MUSKELAUFBAU

Wer abnehmen will, möchte in der Regel Fett verlieren und Muskeln aufbauen. Bestimmte Sportarten und Ernährungsformen, wie z. B. intensives Cardio-Training und ein zu hohes Kaloriendefizit, sorgen aber leider dafür, dass wir zwar oftmals rasant Gewicht verlieren, doch dabei handelt es sich eher um Muskelmasse als um Fett. Auch hier verschafft die Sirtfood-Diät Abhilfe! Zwar sieht auch diese Diät ein moderates Kaloriendefizit vor, durch die Sirtuintätigkeit wird aber gezielt der Verlust von Fettmasse angeregt. Wer also viel sirtuinaktivierende Lebensmittel zu sich nimmt, kurbelt seine Fettverbrennung an. Auch Heißhungerattacken sind mit der Sirtfood-Diät Geschichte! Darüber hinaus verhindern Sirtuine nicht nur, dass der Körper Muskeln abbaut, sondern sie fördern aktiv den Muskelaufbau. Dies funktioniert einerseits, da Sirtuine die Muskeln unter Stress setzen, was Reparaturmechanismen in Gang setzt und neue Muskelmasse entstehen lässt, und andererseits, weil Sirtuine den Blutzuckerspiegel regulieren, wodurch den Muskelaufbau stimulierende Aminosäuren schnell ins Muskelgewebe befördert werden.

Um ein optimales Ergebnis beim Muskelaufbau zu erzielen, empfiehlt sich allerdings eine Kombination aus sportlicher Betätigung und einer Ernährung, die hauptsächlich aus Sirtfood besteht. Wer abnehmen will, sollte die Sirtfood-Diät also unbedingt kennen – und lieben lernen!

2. STOFFWECHSELVERBESSERUNG

Durch die Sirtfood-Diät wird außerdem der Stoffwechsel in Schwung gebracht. Nicht umsonst werden Sirtuine auch als Stoffwechsel-Booster bezeichnet. Die im Sirtfood enthaltenen sekundären Pflanzenstoffe lösen, wie bereits erwähnt, bestimmte positive Reaktionen in unserem Körper aus. Dazu zählt u. a. ein verbesserter Stoffwechsel, der ja bekanntlich äußerst hilfreich ist, wenn man ein paar Kilos verlieren will. Vor allem der Insulinstoffwechsel profitiert von sirtuinaktivierenden Lebensmitteln, wodurch eine Abnahme unterstützt wird. Der Schlüssel zu einem langfristigen Gewichtsverlust hin zum Traumkörper liegt in einer Kombination aus einem optimal arbeitenden Stoffwechsel, einer effizienten Fettverbrennung und gezieltem Muskelaufbau. Die Sirtfood-Diät bietet alles gleichzeitig. Worauf warten Sie also? Starten Sie noch heute in ein gesünderes, glücklicheres und aktiveres Leben!

3. ANTI-AGING

Ursprünglich entsprangen die Erkenntnisse rund um das Wunderenzym Sirtuin der Forschung zum Thema Anti-Aging. Seit Jahrzehnten sucht die Pharma- und Kosmetikindustrie nach *dem* Wundermittel, das uns weniger Falten, eine langanhaltende Vitalität und ein längeres Leben beschert. Dabei ist es so einfach, wie die neuesten Erkenntnisse rund um Sirtuine und Lebensmittel, die diese Enzyme enthalten, zeigen. Essen Sie sich jung und fit! Klingt das nicht großartig? Dass sich durch Sirtfood nicht nur ungeliebte Pfunde verabschieden, sondern auch die Alterungsprozesse des Körpers verlangsamt werden, ist also mindestens genauso interessant! Während eine hohe Sirtuinaktivität einerseits Ihren Stoffwechsel ankurbelt, wird der sogenannte Zellstoffwechsel verlangsamt und der Zellschutz aktiviert. Kaputte Zellen werden repariert, Schäden an der DNA ausgebügelt und chronische Entzündungen minimiert, wodurch dem Altern entgegengewirkt und Krebs vorgebeugt wird. Sirtuine werden daher oft als Langlebigkeitsenzyme bezeichnet und wirken im Kampf gegen das Altern, im Gegensatz zu unzähligen Cremes und dergleichen, wahre Wunder. Sie sehen nicht nur jünger aus und fühlen sich so, Sie leben auch länger, wenn Sie Sirtfood in Ihre Nahrung integrieren! Die Sirtfood-Diät bietet demnach einen Mehrwert für Quantität und Qualität Ihrer Lebensjahre.

4. IMMUNSYSTEM

Die im Sirtfood enthaltenen sekundären Pflanzenstoffe rufen Schutz- und Reparaturmechanismen in unseren Zellen hervor. Dazu gehört auch, das Immunsystem, das unseren Körper vor äußeren Einflüssen schützt, zu aktivieren und zu stärken. So können Sie aktiv Krankheiten vorbeugen. Gerade Menschen, die z. B. dauernd mit Erkältungen oder chronischen Beschwerden zu kämpfen haben, kann dementsprechend eine Ernährung basierend auf Sirtfood langfristig eine gesundheitliche Verbesserung und ein maximiertes Wohlbefinden geben. Aber auch für alle anderen ist eine Sirtfood-Diät als präventive Maßnahme für ein starkes Immunsystem überaus empfehlenswert. Helfen Sie Ihrem Körper, sich selbst zu heilen, Krankheiten abzuwehren und langfristig gesund zu bleiben, indem Sie sirtuinaktivierende Nahrungsmittel in Ihre Mahlzeiten integrieren – mit Sirtfood gegen unzählige Erkrankungen wappnen und Entzündungsprozessen vorbeugen, indem die körpereigenen Abwehrkräfte voll ausgeschöpft werden. Das Ihnen innewohnende Potenzial wird also nur ausgeschöpft, und zwar durch gesunde und unkomplizierte Ernährung. Einfacher und effizienter geht es nicht!

Sirtfood für Ihre Diät – eine Einkaufsliste

Nun wird es konkret! Damit Sie Ihre Ernährung umstellen und erfolgreich in die Sirtfood-Diät starten können, folgt nun eine Liste aller Lebensmittel, die besonders förderlich sind, was die Sirtuinaktivierung Ihrer Zellen betrifft. Das heißt: Diese Lebensmittel sollten Sie so oft und in überwiegenden Anteilen in Ihre Mahlzeiten integrieren und am besten, je nach Saison natürlich, immer vorrätig haben! Wie das konkret aussehen kann, verrate ich Ihnen im darauffolgenden Rezeptteil, der eine bunte und schmackhafte Mischung aus unzähligen Sirtfood-Kombinationen beinhaltet. Achten Sie außerdem *immer* darauf, auf Bio-Produkte zurückzugreifen – zwecks sekundärer Pflanzenstoffe. Sie werden sehen: Sirtfood ist nicht nur vielfältig und sehr lecker, sondern auch schonend für Ihren Geldbeutel. Ideale Voraussetzungen für eine langfristige Ernährungsumstellung! Beginnen wir also mit den Basics:

FRÜCHTE

Äpfel – Am besten mit Schale verzehren! Dort stecken die meisten sekundären Pflanzenstoffe, v. a. Flavonoide, die vor Schädlingen schützen sollen. Erklärt sich von selbst, oder? Saison hat der Apfel in Deutschland von August bis Oktober. Da es sich aber um Lagerware handelt, ist er das ganze Jahr über erhältlich und ein absolutes Muss in Ihrer Sirtfood-Diät!

Beeren (Brombeeren, Blaubeeren, Himbeeren, Johannisbeeren, Gojibeeren und Cranberrys) – Reich an Vitamin E, C, A, Magnesium, Kalzium und mehr. Und eben wahre Vorreiter, wenn es um die Sirtuinankurbelung geht. Denn Beerenobst schmeckt nicht nur gut und enthält Unmengen an Ballaststoffen, wodurch es uns lange satt hält, sondern auch eine Vielzahl sekundärer Pflanzenstoffe, wie z. B. Flavonoide und Anthocyane. Wie wäre es also mit frischen Beeren zum Frühstück oder als Snack in der Diät? Ihrer Fantasie sind keine Grenzen gesetzt! Frische Beeren aus Deutschland gibt es zwischen Juni und August, außerhalb der Saison können Sie getrost auf Tiefkühlbeeren zurückgreifen. Aber Achtung: Auch hier auf die Bio-Qualität achten!

Kumquats (auch Mini- oder Zwergorange genannt) – Die bei uns noch relativ unbekannten und mit Schale zu verzehrenden Früchte, die tatsächlich wie kleine Orangen aussehen und säuerlich-bitter schmecken, liefern u. a. viel Vitamin C und Kalium sowie sekundäre Pflanzenstoffe, was uns vor Bluthochdruck, Herz-Kreislauf-Erkrankungen, Magen- und Darmproblemen und sogar vor Krebs schützen soll. Die Kumquat, die es in gut sortierten Supermärkten in der Obstabteilung gibt, hat in den Wintermonaten Februar und März Saison.

Pflaumen – Auch Pflaumen enthalten den sekundären Pflanzenstoff Flavonoid, der für die Farbe der süßen Frucht verantwortlich ist, antioxidativ, entzündungshemmend und antibiotisch wirkt und bestimmten Krebs- und Herz-Kreislauf-Erkrankungen entgegenwirken kann. Von Pflaumen haben wir in Deutschland lange etwas! Wir erhalten sie von Juli bis Oktober frisch und wohlschmeckend.

Trauben (rot) – Auch Trauben enthalten Flavonoide und entfalten in unserem Körper damit dieselbe Wirkung wie z. B. Pflaumen. Auch die Traube hat in den Sommermonaten Saison und wird von Juli bis September in Deutschland geerntet. Sie können selbstverständlich auch auf importiertes Obst und Gemüse zurückgreifen, doch handelt es sich dabei in der Regel um gespritzte Produkte, die nicht nach biologischen Standards angebaut werden. Achten Sie also darauf, woher Ihre Lebensmittel kommen! Empfehlenswerterweise greifen Sie auf saisonales und regionales Bio-Obst und -Gemüse zurück. Damit tun Sie nicht nur der Umwelt, sondern auch Ihrem Körper einen Gefallen, denn, wie ich bereits erklärt habe, mit Pestiziden behandelte Produkte gehören nicht in die Sirtfood-Diät!

Datteln – Für alle, die es gerne süß mögen und auch in der Diät nicht auf die eine oder andere Nascherei verzichten wollen! Datteln sind reich an Antioxidantien und Ballaststoffen und enthalten eine natürliche Süße, die viel gesünder ist als industrieller Zucker. Ob getrocknet und pur als kleiner Snack oder als Süßungsmittel im Quark – Datteln sind (in Maßen) ein Muss für Süßschnäbel in der Sirtfood-Diät. Die getrocknete Variante erhalten Sie darüber hinaus ganzjährig im Supermarkt.

GEMÜSE UND HÜLSENFRÜCHTE

Brokkoli – Wissenschaftler fanden heraus, dass die Sirtuinaktivatoren in Brokkoli die Ausbreitung von Krebszellen hemmen kann. Brokkolisprossen sind aufgrund ihres hohen Sulforaphananteils (ein sekundärer Pflanzenstoff) besonders empfehlenswert. Das grüne Gold, das vielseitiger nicht einsetzbar sein könnte, hat in Deutschland von Mai bis November Saison. Auch TK-Brokkoli ist in der Sirtfood-Diät ausdrücklich erlaubt!

Buchweizen – Glutenfrei, blutzuckerregulierend und reich an sekundären Pflanzenstoffen! Geerntet wird die vielfältige und proteinreiche Sättigungsbeilage im September.

Tomaten – Tomaten enthalten Carotinoide, die altersbedingten Augenkrankheiten, Herz-Kreislauf-Erkrankungen und Krebsleiden vorbeugen können. In Deutschland werden sie Dank Gewächshäusern bereits im März geerntet und sind bis in den November hinein frisch und regional erhältlich. Achten Sie bei importierten Tomaten auf das Bio-Siegel! Wir wollen keine mit Pestiziden geschützten Produkte in unseren Gerichten.

Sojabohnen – Enthalten Hormone, die ähnlich wie das Sexualhormon Östrogen aufgebaut sind, die sogenannten Phytoöstrogene. Sie verbessern u. a. die Blutgefäßfunktion, den Blutdruck und die Knochendichte. Durch Importe sind die abwechslungsreichen Bohnen bei uns ganzjährig erhältlich.

Radieschen – Die rote Knolle enthält Glucosinolate, die Fressfeinde abwehren und beim Verzehr antioxidativ und immunmodulierend wirken. Von April bis November erhalten Sie in Deutschland angebaute und geerntete Radieschen.

Zwiebeln (vor allem rote) und Knoblauch – Sie sind reich an Sulfiden, die antithrombotisch, cholesterolsenkend und krebsvorbeugend wirken können. Die Hauptsaison der Zwiebel ist von Juli bis Oktober, die von Knoblauch im September und Oktober. Dennoch sind sie ganzjährig erhältlich.

Grünkohl – Was bei Oma früher zum Sonntagsessen auf den Tisch kam und heute gerne in grüne Shakes integriert wird, ist reich an Flavonoiden und bietet damit eine große Bandbreite an gesundheitlichen Benefits für Sie! Nicht umsonst ist Grünkohl gerade wieder voll im Trend. Er wirkt sich positiv auf Ihre kognitiven Fähigkeiten aus, senkt Ihren Blutdruck, wirkt entzündungshemmend, ist dabei kalorienarm und bei der richtigen Zubereitung ein kulinarischer Genuss! Von November bis Februar hat Grünkohl in Deutschland Saison, es gibt ihn aber mittlerweile vereinzelt auch in der TK-Variante.

Grüner Sellerie/Stangensellerie – Es bleibt grün! Sicherlich haben Sie schon einmal vom Selleriesaft gehört, der ausschließlich aus gepresstem Sellerie besteht. Geschmacklich gewöhnungsbedürftig, aber an gesundheitlichen Vorteilen kaum zu übertreffen. Grüner Sellerie ist reich an Mineralstoffen und Vitaminen, hilft beim Entschlacken und damit beim Abnehmen. Trauen Sie sich also ruhig heran und probieren Sie den Wundersaft aus! Alternativ können Sie Sellerie auch in andere Gerichte integrieren, wie z. B. in Salate und Eintöpfe. Der Gesundheitsbooster hat in Deutschland von Juli bis September Hauptsaison.

Radicchio/Chicorée – Ob in Salat, geschmort oder im Risotto – Radicchio ist ein Alleskönner. Neben gesunden Bitterstoffen und Ballaststoffen, die die Pflanze liefert, ist sie äußerst kalorienarm und enthält Vitamin A, C, B1, B2, Folsäure, Kalzium und sekundäre Pflanzenstoffe. Von Juni bis Oktober können Sie heimischen Radicchio erwerben.

Rucola – Der leicht scharfe, feine Salat enthält Beta-Carotin, Vitamin C, Kalium, Calcium, Folsäure und mehr. Der aromatische, kalorienarme Alleskönner, der von April bis November Saison hat, sollte auf Ihrem Speiseplan also nicht fehlen!

NÜSSE UND SAMEN

Sonnenblumenkerne – Durch die in ihnen enthaltenen Phytosterole senken sie bspw. den Cholesterolspiegel im Blut. Die Kerne gibt es, ähnlich wie andere Nüsse und Samen, das ganze Jahr über in unterschiedlichen Preisklassen zu kaufen.

Leinsamen – Enthalten ebenfalls das Hormon Phytoöstrogen, das Herz-Kreislauf-Erkrankungen und dergleichen entgegenwirken kann. Außerdem regen Leinsamen, egal, ob geschrotet oder nicht, die Darmtätigkeit und daraus folgend die Verdauung an. Wie wäre es also mit einem Löffel im Obstsalat oder im Müsli?

Walnüsse – Reich an Phytosterinen, Omega-3-Fettsäuren, Kalium, Zink, Eisen und Kalzium. Damit sind sie wahre Wundernüsse im Kampf gegen Herz-Kreislauf-Erkrankungen und einen zu hohen Cholesterinspiegel. Aber Achtung: Walnüsse enthalten viel Fett. Ein paar Nüsse täglich in den Salat oder dergleichen und Sie sind versorgt!

GEWÜRZE UND KRÄUTER

Chilischoten (Birds Eye Chili) – Für wen es auch gerne einmal scharf sein darf, ist die Chilischote in der Sirtfood-Diät sehr empfehlenswert. Sie enthält viel Vitamin C und sekundäre Pflanzenstoffe, stärken damit Ihr Immunsystem und helfen beim Abnehmen. Das heiße Wundermittel hat im September Saison.

Kapern – Die kleinen Knospen sind nicht nur äußerst geschmackvoll und würzig, sondern auch überaus gesund. Bereits in der Antike wurden sie als Heilmittel eingesetzt, da sie voll von Antioxidantien sind, die unsere Zellen schützen und gegen Rheuma, Krebs und Herz-Kreislauf-Erkrankungen eingesetzt werden.

Kurkuma (Gelbwurz) – Schon einmal von der Goldenen Milch gehört? Dabei handelt es sich um *das* gesunde Trendgetränk der heutigen Zeit. Es gibt unzählige Zubereitungsvarianten mit Säften, pflanzlicher Milch, Wasser und weiteren Gewürzen. Hauptsache, es ist Kurkuma enthalten! Das Wundergewürz aus Südasien wirkt antioxidativ, entzündungshemmend und es wirkt Krebserkrankungen und dergleichen entgegen. Außerdem beruhigt es den Magen, verbessert das Hautbild und hilft beim Abnehmen. Ein Rezept für Ihre Goldene Milch folgt im Rezeptteil!

Liebstöckel/Maggikraut – Liebstöckel wird auch als Maggikraut bezeichnet, weil der Geschmack der Pflanze dem der Maggi-Würze ähnelt: kräftig und herzhaft! Die Pflanze wird daher vor allem zum Würzen von Fleischgerichten und Eintöpfen benutzt und gilt als Heilmittel bei vielerlei Beschwerden, wie z. B. Harnwegsinfekten, Menstruationsbeschwerden, Ekzemen und Rheuma.

Petersilie (glatt) – Das Kraut, das in Eintöpfe, grüne Säfte, Pestos und mehr gesteckt wird, enthält Unmengen an Vitamin C und sekundären Pflanzenstoffen, die u. a. antibakteriell wirken.

WEITERE LEBENSMITTEL

Grüner Tee – Reich an sekundären Pflanzenstoffen (Flavonoide) und damit antioxidativ, antithrombotisch, immunmodulierend und antibiotisch wirkend! Ungesüßter Grüner Tee hat darüber hinaus kaum Kalorien und ist eine geschmackvollere Alternative als Leitungswasser. Probieren Sie es einmal aus!

Kaffee – Kaffee enthält Phenolsäuren (sekundärer Pflanzenstoff), die als Abwehrstoff gegen Fressfeinde dienen und in unserem Körper antioxidativ wirken. Auch Kaffeetrinker (schwarz und ungesüßt, wenn möglich!) kommen in der Sirtfood-Diät auf ihre Kosten!

Kakao (pur)/Schokolade (85 % Kakaoanteil) – Ja, auch Schokolade ist in der Sirtfood-Diät kein Tabu! Kakao enthält viele Flavonoide, die u. a. die Elastizität der Blutgefäße verbessern und sich damit positiv auf den Blutdruck auswirken. So hilft Kakao z. B. dabei, das Schlaganfallrisiko zu senken. Täglich 2-3 Stück Schokolade sind also durchaus erlaubt, sofern der Kakaoanteil bei mindestens 85 % liegt. So lässt es sich doch mit Genuss und Spaß diäten!

Olivenöl (extra virgines) – Vor allem in der kalten Küche ist Olivenöl äußerst beliebt. Die im Öl enthaltene Oleinsäure senkt Ihren Cholesterinspiegel, Phenole schützen Ihre Knochen und bewahren Dank ihrer antioxidativen Wirkung vor Herzinfarkten. Außerdem ist das Öl reich an gesunden ungesättigten Fettsäuren. Wer täglich einen Esslöffel Olivenöl trinkt oder es z. B. als Dressing nutzt, tut seiner Gesundheit etwas Gutes und unterstützt den Körper beim Abnehmen.

Rotwein – Ein Gläschen Rotwein zum Abendessen oder beim Filmabend mit den Freunden? Kein Problem in der Sirtfood-Diät! Das liegt an der Fülle an Antioxidantien, die in Rotwein enthalten sind, was wiederum vor allem an der Schale der enthaltenen Trauben liegt, die bei der Rotweinherstellung verwendet werden. Aber Achtung: Übertreiben Sie es nicht mit dem Wein! Mehr als ein Glas pro Tag sollten Sie sich nicht genehmigen.

Mit Sport und Sirtfood zum Wohlfühlgewicht

Es ist kein Geheimnis, dass langfristiger Abnehmerfolg durch eine Kombination von gesunder Ernährung *und* Sport begünstigt wird. Auch innerhalb Ihrer Sirtfood-Diät empfiehlt es sich, neben der Konzentration auf sirtuinaktivierende Lebensmittel in Ihren Mahlzeiten Ihren Körper durch sportliche Betätigung bei der Fettverbrennung und beim Muskelaufbau zu unterstützen. Wie auch durch die im Sirtfood enthaltenen sekundären Pflanzenstoffe wird unser Körper beim Sport zunächst unter Stress gesetzt. Das merken wir z. B. an einem erhöhten Herzschlag und einer schnelleren Atmung, aber auch an unterschiedlich intensivem Muskelkater durch Mikroverletzungen unseres Muskelgewebes. Die Reaktion unseres Körpers ist jedoch überaus gesund: Unsere zelleigenen Sirtuine werden aktiviert, die Zellreparatur beginnt und bringt all die positiven Effekte mit sich, die wir bereits kennengelernt haben. Wenn Sie also die besten Ergebnisse in Ihrer Sirtfood-Diät erzielen wollen, empfiehlt es sich, regelmäßige Workouts in Ihren Alltag einzubauen. Hier eine kleine Auflistung der sieben effektivsten, vielseitigsten und spaßigsten Sportarten, die ich Ihnen empfehlen kann:

1. Joggen – Der Klassiker! Nicht umsonst erfreut sich das Laufen überall auf der Welt größter Beliebtheit. Innerhalb kürzerer oder auch längerer Zeit, je nach Vorliebe und Können, verbrennen Sie beim Joggen Unmengen an Kalorien, trainieren Ihre Ausdauer und kommen ordentlich ins Schwitzen. Außerdem haben Sie die Wahl zwischen Laufband oder freier Natur. Der gesamte Planet kann Ihre Trainingshalle sein! Tasten Sie sich langsam heran, bevor Sie so richtig Gas geben. Joggen bedarf Übung, Disziplin und Durchhaltevermögen, doch ist man erst einmal drin, gibt es kaum ein befreienderes Gefühl als einen morgendlichen Lauf!

2. Walken/Nordic Walking – Wem Joggen zu schnell und zu anstrengend ist, der kann alternativ das Walken für sich entdecken und genießt dabei ähnliche Vorteile wie bei der schnelleren Variante: Outdoor-Training, ebenfalls eine große Zahl verbrannter Kalorien und eine Verbesserung Ihrer Kondition. Vielleicht gibt es in Ihrer Nähe ja bereits Gruppen, die sich zum Nordic Walking treffen und denen Sie sich anschließen können. Aber auch allein ist diese Sportart eine wunderbare Einsteigerbetätigung, die Beine, Po und Schultern in Form bringt.

3. Schwimmen – Gelenkschonend und daher auch für diejenigen geeignet, die z. B. unter Knieproblemen leiden. Selbst im gemäßigten Tempo verbrennen Sie beim Bahnenziehen reichlich Kalorien, trainieren Ihre Ausdauer und stärken die gesamte Muskulatur.

4. Crossfit – Der Trend schlechthin! In einer Kombination aus Krafttraining und Ausdauer kommen Sie mit Übungen wie Klimmzügen, Liegestützen, Kniebeugen und mehr ordentlich ins Schwitzen. Ob mit dem eigenen Körpergewicht oder zusätzlichen Gewichten gearbeitet wird, hängt von Ihrem Level und den eigenen Vorlieben ab. So oder so trainieren Sie beim Crossfit den gesamten Körper und kitzeln alles aus sich heraus – entweder in der Gruppe oder allein.

5. Step Aerobic – Eine langbewährte und immer noch sehr effektive Art, den Körper zum Schwitzen zu bringen. Nur was für alte Damen? Von wegen! Beim Step Aerobic verbrennen Sie sogar mitunter noch mehr Kalorien als beim Joggen – und haben dabei richtig Spaß! Sie stärken vor allem Bauch, Beine und Po sowie Ihre Kondition und können zwischen verschiedenen Kursen je nach Schwierigkeitsgrad wählen.

6. Zumba – Auch beim Zumba werden schweißtreibende Sporteinheiten mit viel Spaß, Musik und Tanz verbunden. Aerobic und lateinamerikanische sowie internationale Tänze treffen aufeinander, treiben Ihren Puls in die Höhe und lassen Sie sich danach einfach rundum großartig fühlen, auch wenn der Muskelkater garantiert ist!

7. Radfahren – egal, ob mit dem Mountain-Bike, dem Rennrad oder Muttis Drahtesel – Radfahren ist *die* Sportart für alle, die gerne in der freien Natur trainieren. Egal ob allein, mit der Familie oder mit einer Gruppe anderer Sportbegeisterter – beim Radfahren trainieren Sie Beine, Po und Rücken und können je nach Strecke und Geschwindigkeit ordentlich ins Schwitzen kommen!

Rezepte, Rezepte, Rezepte
Frühstück

SIRTFOOD-MÜSLI ZUM SELBST MACHEN (SÜß)

Nährwerte: 476 kcal, 69,3 g Kohlenhydrate, 16,3 g Fett, 10 g Eiweiß

Aufwand: 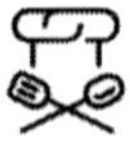

Zutaten:

Trockene Zutaten:

20 g Buchweizenflakes

10 g Buchweizen gepufft

15 g Kokosnussflocken

40 g Medjool Datteln, entkernt und klein geschnitten

10 g Kakaonibs (auf den Kakaoanteil achten!)

Frische Zutaten:

100 g Erdbeeren

100 g griechischer Joghurt (alternativ können Sie auch ungesüßten Sojajoghurt verwenden)

Zubereitung:

1. Vermengen Sie zunächst die trockenen Zutaten in einer Schüssel.
2. Dann fügen Sie die feuchten Zutaten hinzu.
3. Nun alles miteinander vermengen, anrichten und genießen!

JOGHURT-BEEREN-TRAUM (SÜß)

Nährwerte: 515,6 kcal, 50,2 g Kohlenhydrate, 25,7 g Fett, 17,4 g Eiweiß

Aufwand: 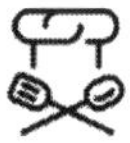

Zutaten:

30 g Himbeeren

30 g Blaubeeren

30 g Erdbeeren

30 g Brombeeren

200 g ungesüßten Sojajoghurt

25 g Walnüsse

10 g Zartbitterschokolade (min. 85 % Kakaogehalt!)

Zubereitung:

1. Die Schokolade raspeln und die Walnüsse je nach Vorliebe grob hacken.
2. Schokolade und Walnüsse mit den restlichen Zutaten vermengen und schmecken lassen!

ERDBEER-BUCHWEIZEN-FRÜHSTÜCK (HERZHAFT)

Nährwerte: 620 kcal, 75,8 g Kohlenhydrate, 28,4 g Fett, 11,1 g Eiweiß

Aufwand:

Zutaten:

50 g Buchweizen

1 Esslöffel Kurkuma

80 g Avocado

65 g Tomaten

20 g rote Zwiebeln

25 g Medjool Datteln, entsteint

1 Esslöffel Kapern

30 g Petersilie

100 g Erdbeeren

1 Esslöffel natives Olivenöl (extra virgines)

Saft einer halben Zitrone

30 g Rucola

Zubereitung:

1. Waschen Sie den Buchweizen gründlich! Danach kochen Sie ihn in einem Verhältnis von 1:2 in Wasser mit der Kurkuma auf höchster Stufe auf. Sobald das Wasser kocht, reduzieren Sie die Hitze auf kleine Stufe und lassen den Buchweizen bei geschlossenem Deckel 15 Minuten ausquellen. Nicht rühren während des Quellens!
2. Lassen Sie den Buchweizen auskühlen.
3. Hacken Sie Zwiebeln, Avocado, Kapern, Tomaten, Petersilie und Datteln klein. Mit dem abgekühlten Buchweizen anschließend vermischen.
4. Schneiden Sie die Erdbeeren je nach Vorliebe und heben Sie sie vorsichtig unter den Salat.
5. Mit Öl, Zitronensaft und ggf. Pfeffer und Salz würzen. Achtung: Kapern und Datteln liefern bereits viel Geschmack. Nicht überwürzen!
6. Servieren Sie alles auf einem Bett aus Rucola und genießen Sie es!

GENIEẞER-OMELETT (HERZHAFT)

Nährwerte: 487,9 kcal, 3,3 g Kohlenhydrate, 39,8 g Fett, 25,4 g Eiweiß

Aufwand:

Zutaten:

50 g Bacon in Scheiben

3 Eier (Größe M)

35 g Radicchio oder roten Chicorée

5 g Petersilie

1 Teelöffel natives Olivenöl (extra virgines)

Zubereitung:

1. Schneiden Sie den Bacon in dünne Streifen und braten Sie ihn anschließend in einer beschichteten Pfanne kross (ohne Öl!).
2. Verquirlen Sie die Eier. Hacken oder schneiden Sie den Radicchio und die Petersilie fein.
3. Sobald der Bacon kross ist, drehen Sie die Hitze herunter, geben Olivenöl hinzu und gießen die Eimasse in die Pfanne. Bestreuen Sie das Omelett mit Radicchio und Petersilie und lassen Sie es bei geringer Hitze stocken. Nicht rühren! Am besten zugedeckt lassen, bis es gar ist.
4. Wenn das Omelett die gewünschte Konsistenz erreicht hat, servieren Sie es und schmecken es nach Vorliebe mit Pfeffer, Salz und Petersilie ab.
5. Guten Appetit!

SPINAT-KOKOS-SMOOTHIE (SÜß)

Nährwerte: 300,9 kcal, 30,7 g Kohlenhydrate, 16,8 g Fett, 4,7 g Eiweiß

Aufwand:

Zutaten:

1 Handvoll frischer Babyspinat

10 g Chiasamen

100 g Kokosnussfleisch (gibt es online oder in gut sortierten Supermärkten zu kaufen)

200 g Ananas

200 ml Kokoswasser

Zubereitung:

Alle Zutaten mit einem Pürierstab oder im Mixer fein pürieren und genießen!

ERDBEER-BANANEN-SMOOTHIE (SÜß)

Nährwerte: 364,2 kcal, 68,5 g Kohlenhydrate, 6,5 g Fett, 5,6 g Eiweiß

Aufwand:

Zutaten:

100 g Erdbeeren

1 mittelgroße Banane

100 g Babyspinat

3 Medjool-Datteln ohne Kerne

10 g Leinsamen

400 ml Kokoswasser

Zubereitung:

1. Pürieren Sie alle Zutaten mit dem Pürierstab oder im Mixer fein. Servieren Sie den fertigen Smoothie und lassen Sie es sich schmecken!

Tipp: Dieses Rezept ergibt einen Smoothie von ungefähr 900 ml. Wenn Sie nicht alles auf einmal schaffen, können Sie den Rest gut im Kühlschrank lagern oder Sie teilen ihn, denn dieser Smoothie schmeckt garantiert jedem!

ORIGINAL SIRTFOOD-SMOOTHIE NACH GOGGINS UND MATTEN (SÜß)

Nährwerte: 395,3 kcal, 34,1 g Kohlenhydrate, 22,1 g Fett, 12,1 g Eiweiß

Aufwand:

Zutaten:

100 g griechischer Joghurt (ungesüßt, 0 % Fett)

3 Walnüsse

8-10 mittelgroße Erdbeeren

1 Handvoll Grünkohlblätter ohne holzige Teile

20 g dunkle Schokolade (mindestens 85 % Kakaoanteil)

1 Dattel

½ Teelöffel Kurkuma

1-2 mm von einer Thai-Chili (Vorsicht: sehr scharf!)

200 ml ungesüßte Mandelmilch

Zubereitung:

Alle Zutaten mit einem Pürierstab oder im Mixer fein pürieren. Servieren und genießen!

SIRTFOOD-BRÖTCHEN SELBST GEMACHT (SÜß UND HERZHAFT)

Nährwerte (für 6 Brötchen): 990,7 kcal, 139,6 g Kohlenhydrate, 23,2 g Fett, 49,8 g Eiweiß

Aufwand: 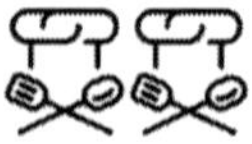

Zutaten (für 6 Brötchen):

200 g Skyr

2 Eier (Größe M)

100 g Buchweizenmehl

80 g glutenfreie Haferflocken

3 Esslöffel Flohsamenschalen (gemahlen)

1 Esslöffel Brotgewürz

1 Esslöffel Backpulver

2 Teelöffel Salz

2 Teelöffel Kurkuma

100 ml Wasser (lauwarm)

Zubereitung:

1. Zunächst wird der Backofen auf 180° C Ober- und Unterhitze vorgeheizt.
2. Mischen Sie alle Zutaten mit einem Löffel oder mit den Händen gut durch. Lassen Sie die Masse ungefähr 5 Minuten quellen. Durch die Flohsamenschalen wird aus dem zunächst sehr flüssigen Gemisch nun ein Teig.
3. Teilen Sie den Teig in 6 Stücke und füllen Sie ihn in Muffinförmchen (alternativ zu kleinen Bällen formen/rollen und ohne Förmchen auf ein Blech, das Sie vorher mit Backpapier auslegen, legen). Achtung: Wenn Sie die Muffinförmchen einölen müssen, verändern sich die Nährwertangaben.
4. Backen Sie die Brötchen nun 30 Minuten lang.
5. Vor dem Aufschneiden lassen Sie die Brötchen ungefähr 30 Minuten stehen, damit sie abkühlen können. Ansonsten herrscht Krümelgefahr.
6. Genießen Sie die Brötchen mit selbstgemachter Marmelade, Quark oder ähnlichem Belag!

GLUTENFREIES GRANOLA AUS BUCHWEIZEN (SÜß)

Nährwerte (für 10 Portionen): 2526,2 kcal, 288,9 g Kohlenhydrate, 114,9 g Fett, 66,5 g Eiweiß

Aufwand:

Zutaten (für 10 Portionen):

200 g Buchweizen (gekeimt)

80 g Walnüsse

80 g Haselnüsse

150 g getrocknete Beeren (je nach Geschmack)

2 Esslöffel Kokosöl

2 Esslöffel Ahornsirup

30 g geraspelte Schokolade (min. 85 % Kakaogehalt)

Zubereitung:

1. Zunächst wird der Backofen auf 160° C Ober- und Unterhitze vorgeheizt.
2. Schmelzen Sie das Kokosöl (z. B. im Wasserbad oder in der Mikrowelle). Hacken Sie die Nüsse grob und vermengen Sie sie mit dem Buchweizen. Dann mit Kokosöl und Ahornsirup vermischen.
3. Verteilen Sie die Mischung auf einem mit Backpapier ausgelegten Blech und backen Sie sie für 15 Minuten. Rühren Sie bei Bedarf zwischendurch um. Lassen Sie das Granola im ausgeschalteten Ofen dann 10 Minuten ruhen.
4. Nun heben Sie die getrockneten Früchte und die Schokolade unter (Achtung: Nicht backen, sonst werden die Früchte viel zu hart und ungenießbar!).
5. Servieren Sie eine Portion mit Milch oder Joghurt. Guten Appetit!

OMELETT MIT GRÜNKOHL UND LACHS (HERZHAFT)

Nährwerte: 535,3 kcal, 3,8 g Kohlenhydrate, 43,9 g Fett, 27,2 g Eiweiß

Aufwand:

Zutaten:

2 Eier (Größe M)

4 Blätter Grünkohl

3 Scheiben Räucherlachs

2 Esslöffel Meerrettich-Frischkäse (alternativ normaler Frischkäse)

1 Esslöffel natives Olivenöl (extra virgines)

Zubereitung:

1. Verquirlen Sie die Eier. Zerkleinern Sie den Grünkohl in der Küchenmaschine und fügen Sie die Eimasse hinzu. Nun vermengen Sie alles miteinander und würzen die Masse mit Salz und Pfeffer.
2. In einer Pfanne Öl erhitzen. Backen Sie die Ei-Grünkohl-Masse darin aus (am besten mit geschlossenem Deckel).
3. Bestreichen Sie das Omelett mit Frischkäse und belegen Sie es mit dem Lachs. Aufrollen und schmecken lassen!

POCHIERTE EIER MIT GRÜNKOHL (HERZHAFT)

Nährwerte: 417,5 kcal, 8,6 g Kohlenhydrate, 31,1 g Fett, 22,6 g Eiweiß

Aufwand: 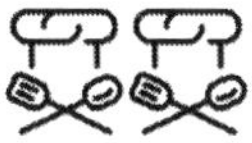

Zutaten:

2 Eier (Größe M)

200 g Grünkohl (frisch oder TK)

40 g rote Zwiebel

1 Esslöffel natives Olivenöl (extra virgines)

Zubereitung:

1. Bringen Sie einen Topf Wasser mit einem Esslöffel Essig zum Kochen. Erzeugen Sie mit einem Kochlöffel einen Strudel und schlagen Sie nacheinander die Eier hinein (man kann die Eier auch vorher in eine Tasse schlagen und dann ins Wasser gießen). Jedes Ei lassen Sie ungefähr 3 Minuten kochen und holen es dann mit einer Schöpfkelle aus dem Topf. Die Eier lassen Sie dann auf Küchenpapier abtropfen.
2. Währenddessen schneiden Sie die Zwiebeln klein und dünsten sie im Öl an. Geben Sie den Grünkohl (frisch oder aufgetaut) hinzu und dünsten Sie ihn ca. 5 Minuten mit. Mit Kümmel, Salz und Pfeffer abschmecken und die Eier anschließend auf dem Grünkohl anrichten. Genießen!

Tipp: Wer ohne Fleisch nicht leben kann, kann auch Schinken oder Cabanossi mit anbraten.

CHIA-PUDDING MIT JOGHURT UND BEEREN (SÜß)

Nährwerte: 264,2 kcal, 20 g Kohlenhydrate, 10,8 g Fett, 29,8 g Eiweiß

Aufwand:

Zutaten:

100 g Erdbeeren

150 g Quark (Magerstufe)

2 Teelöffel Chiasamen

½ Teelöffel Honig

25 g rote Johannisbeeren (alternativ andere Beeren)

20 g Joghurt (3,5 % Fett)

Zubereitung:

1. Putzen Sie die Erdbeeren, anschließend waschen und das Grüne entfernen. Pürieren Sie die Hälfte davon und verrühren Sie sie mit Quark, Chiasamen und Honig. Lassen Sie die Mischung mindestens 2 Stunden im Kühlschrank quellen. Dann umrühren.
2. Die übrigen Erdbeeren schneiden Sie in Scheibchen. Waschen und zupfen Sie die Johannisbeeren ab.
3. Legen Sie Glasschälchen oder kleine Schüsseln mit einigen Erdbeerscheiben aus und füllen Sie sie mit dem Pudding auf. Beträufeln Sie nun alles mit Joghurt und garnieren Sie es mit den restlichen Erdbeeren und Johannisbeeren. Lassen Sie es sich schmecken!

GURKEN-SELLERIE-SMOOTHIE (SÜß)

Nährwerte: 256,3 kcal, 30,9 g Kohlenhydrate, 10,4 g Fett, 8,1 g Eiweiß

Aufwand: 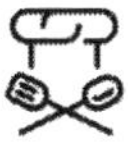

Zutaten:

50 g Spinat (frisch)

¼ Salatgurke

1 Stange Stangensellerie

200 g Ananas

10 g Kresse

½ Limette

½ Teelöffel Matcha-Pulver

15 g Mandelkerne

Zubereitung:

1. Waschen Sie den Spinat und schleudern Sie ihn anschließend trocken. Gurke und Sellerie ebenfalls waschen und klein schneiden. Nun die Ananas klein schneiden. Pressen Sie die Limette aus.
2. Pürieren Sie 100 ml Wasser, Spinat, Gurke, Sellerie, Ananas, Limettensaft, Matcha-Pulver, Mandeln und Kresse in einem Standmixer. Der Smoothie wird in einem Glas angerichtet und anschließend genossen!

GEFÜLLTE GURKE MIT TOMATE UND FRISCHKÄSE (HERZHAFT)

Nährwerte: 256,3 kcal, 30,9 g Kohlenhydrate, 10,4 g Fett, 8,1 g Eiweiß

Aufwand:

Zutaten:

1 Minigurke (alternativ ¼ Salatgurke)

1 Teelöffel Sonnenblumenkerne

3 Kirschtomaten

75 g körniger Frischkäse

Basilikum nach Bedarf

Zubereitung:

1. Waschen und halbieren Sie die Salatgurke längs. Anschließend mit einem Teelöffel entkernen.
2. Rösten Sie die Sonnenblumenkerne in einer Pfanne ohne Zugabe von Öl.
3. Waschen und vierteln Sie die Tomaten. Schneiden Sie die Stiele heraus und das Fruchtfleisch klein.
4. Mischen Sie den Frischkäse in einem kleinen Gefäß mit den Sonnenblumenkernen und mit den Tomaten. Schmecken Sie mit Salz und Pfeffer ab!
5. Waschen und schütteln Sie das Basilikum trocken, um es anschließend in feine Streifen zu schneiden. Füllen Sie den Tomaten-Frischkäse in die Gurkenhälften, garnieren Sie diese mit Basilikum und servieren Sie anschließend. Genießen!

Mittagessen

BOHNENEINTOPF AUS DER TOSKANA

Nährwerte: 634,2 kcal, 88,5 g Kohlenhydrate, 18,4 g Fett, 24,5 g Eiweiß

Aufwand:

Zutaten:

1 Esslöffel natives Olivenöl (extra virgines)

50 g rote Zwiebeln (fein geschnitten)

30 g Karotten (fein geschnitten)

30 g Stangensellerie (fein geschnitten)

1 Knoblauchzehe (fein geschnitten)

etwas Chili (bei Bedarf)

1 Esslöffel Kräuter der Provence

200 ml Gemüsebrühe

400 g gehackte Tomaten (Dose)

1 Esslöffel Tomatenmark

200 g gemischte Bohnen (Dose)

40 g Buchweizen

50 g Grünkohl (grob geschnitten)

1 Esslöffel Petersilie (grob geschnitten)

Zubereitung:

1. Das Öl in einer Pfanne erhitzen. Braten Sie Zwiebeln, Karotten, Sellerie, Knoblauch, Chili und Kräuter an, bis die Zwiebeln gar sind.
2. Anschließend geben Sie die Brühe, gehackte Tomaten und Tomatenmark hinzu und lassen alles köcheln.
3. Fügen Sie die Bohnen hinzu und lassen Sie das Gericht für min. 30 Minuten kochen. Währenddessen kochen Sie den Buchweizen nach Packungsanweisung.
4. Nun geben Sie den Grünkohl hinzu und lassen den Eintopf für min. weitere 5 Minuten köcheln, bis der Grünkohl gar ist (Achtung: nicht verkochen lassen!).
5. Servieren Sie den Eintopf mit dem Buchweizen und garnieren Sie ihn mit der Petersilie. Genießen!

Tipp: Dieses Gericht eignet sich auch hervorragend zum Vorkochen für den nächsten Tag. So können Sie eine Portion mit zur Arbeit oder in die Uni nehmen.

LACHSFILET MIT KARAMELLISIERTEM CHICORÉE UND SALAT

Nährwerte: 663,1 kcal, 25,3 g Kohlenhydrate, 42,5 g Fett, 40 g Eiweiß

Aufwand:

Zutaten:

10 g Petersilie

Saft einer viertel Zitrone

1 Esslöffel Kapern

15 ml natives Olivenöl (extra virgines)

¼ Avocado (in dünne Scheiben geschnitten)

100 g Kirschtomaten (halbiert)

20 g rote Zwiebeln (in dünne Scheiben geschnitten)

50 g Rucola

5 g Selleriegrünblätter

150 g Lachsfilet ohne Haut

2 Teelöffel brauner Zucker

1 Chicorée (längs halbiert)

Zubereitung:

1. Den Ofen auf 220° C Ober- und Unterhitze vorheizen.
2. Pürieren Sie für das Dressing Kapern, Zitronensaft, Petersilie und 10 ml Öl zu einer gleichmäßigen Soße (Pürierstab oder Mixer). Für den Salat vermengen Sie Avocado, Tomate, Selleriegrün und rote Zwiebeln.
3. Reiben Sie den Lachs mit wenig Öl ein und braten Sie ihn in einer vorgeheizten beschichteten Pfanne von beiden Seiten kurz auf hoher Hitze an, damit eine krosse Kruste entsteht. Danach geben Sie ihn für 5 Minuten in den Backofen.
4. Vermischen Sie das restliche Öl mit dem Zucker und reiben Sie damit die Schnittflächen des Chicorées ein. Braten Sie diesen in einer Pfanne bei mittlerer Hitzestufe für 2-3 Minuten an (Achtung: nicht verbrennen lassen!).
5. Den Salat vermischen Sie nun mit dem Dressing und anschließend wird alles zusammen mit Lachs und Chicorée auf einem Teller angerichtet. Schmecken Sie ggf. mit Salz, Pfeffer und Zitrone ab. Guten Appetit!

ASIATISCHER GARNELEN-WOK MIT BUCHWEIZEN-NUDELN

Nährwerte: 561,3 kcal, 26,3 g Kohlenhydrate, 16,9 g Fett, 72,4 g Eiweiß

Aufwand: 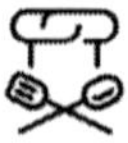

Zutaten:

150 g geschälte, entdarmte Riesengarnelen

2 Teelöffel Sojasoße oder Tamari

2 Teelöffel natives Olivenöl (extra virgines)

75 g Buchweizennudeln (Soba)

1 Knoblauchzehe (fein gehackt)

1 kleine Thai-Chili (fein gehackt)

1 Teelöffel frischer Ingwer (fein gehackt)

20 g rote Zwiebeln (in dünne Scheiben geschnitten)

40 g Stangensellerie (in dünne Scheiben geschnitten)

75 g grüne Bohnen (grob gehackt)

50 g Grünkohl (grob gehackt)

100 ml Hühnerbrühe

5 g Liebstöckel oder grüne Sellerieblätter

Zubereitung:

1. Kochen Sie die Buchweizennudeln nach Packungsanleitung.
2. Erhitzen Sie den Wok derweil, darin 1 Teelöffel Öl erhitzen und die Garnelen mit Sojasoße oder Tamari 2 bis 3 Minuten braten. Nehmen Sie die Garnelen aus dem Wok. Wok anschließend auswischen.
3. Geben Sie das restliche Öl in den Wok. Braten Sie Chili, Sellerie, Knoblauch, Grünkohl, Ingwer, rote Zwiebeln und Bohnen unter Rühren an. Löschen Sie mit Brühe ab, bringen Sie alles zum Kochen und köcheln Sie es 1 bis 2 Minuten auf. Dann geben Sie die Nudeln und Garnelen dazu, kochen alles auf und garnieren es mit den Liebstöckel-/Sellerieblättern. Anschließend servieren. Guten Appetit!

KURKUMA-HÄHNCHEN MIT BUCHWEIZEN

Nährwerte: 754,9 kcal, 56,6 g Kohlenhydrate, 41,4 g Fett, 33,6 g Eiweiß

Aufwand: 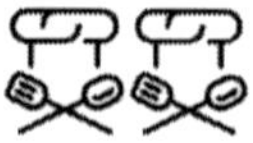

Zutaten:

100 g Hähnchenbrustfilet

Kurkuma, Currypulver, Koriander nach Geschmack

2 Esslöffel Olivenöl

70 g Buchweizen

30 g Grünkohl

30 g Stangensellerie

30 g rote Zwiebel

50 ml Hühnerbrühe

100 ml Kokosmilch (fettreduziert)

3 Walnüsse

Zubereitung:

1. Schneiden Sie das Hähnchen in mundgerechte Stücke und marinieren Sie es mit einem Esslöffel Olivenöl und Kurkuma für mindestens eine Stunde (wenn möglich über Nacht).
2. Garen Sie den Buchweizen nach Packungsanleitung. Schneiden Sie den Grünkohl und den Sellerie je nach Vorliebe klein und fügen Sie beides für die letzten 5-7 Minuten Kochzeit des Buchweizens hinzu. Gießen Sie anschließend alles ab und lassen Sie es abtropfen.
3. Erhitzen Sie in einer Pfanne das restliche Öl und dünsten Sie die klein geschnittenen Zwiebeln darin glasig. Geben Sie das Hähnchen hinzu und braten Sie es gut durch. Schmecken Sie mit Curry, Kurkuma und Koriander je nach Vorliebe ab. Löschen Sie mit Brühe und Kokosmilch ab und kochen Sie alles auf. Fügen Sie den Buchweizen mit dem Gemüse hinzu und vermischen Sie alles miteinander.
4. Richten Sie alles auf einem Teller an und garnieren Sie es mit den Walnüssen (gehackt, halbiert oder im Ganzen). Lassen Sie es sich schmecken!

SIRTFOOD-BURGER MIT POMMES

Nährwerte: 539 kcal, 48,1 g Kohlenhydrate, 27,3 g Fett, 21,6 g Eiweiß

Aufwand:

Zutaten:

125 g mageres Rinderhackfleisch (5 % Fett)

15 g rote Zwiebeln (fein gehackt)

1 Teelöffel Petersilie (fein gehackt)

2 Teelöffel natives Olivenöl (extra virgines)

150 g Süßkartoffeln (normale Kartoffeln gehen auch)

1 Teelöffel getrockneter Rosmarin

1 Knoblauchzehe (gehackt)

10 g Cheddar Käse (in Scheiben geschnitten oder gerieben)

150 g rote Zwiebeln (in Ringe geschnitten)

30 g Tomaten (in Scheiben geschnitten)

10 g Rucola

1 Gewürzgurke

Zubereitung:

1. Heizen Sie den Ofen auf 220° C Ober- und Unterhitze vor.
2. Für die Pommes Frites: Die Kartoffeln schälen und in Stifte schneiden (abhängig von der gewünschten Dicke und Länge). Mit 1 Teelöffel Öl, Rosmarin und der Knoblauchzehe vermengen. Verteilen Sie die Pommes auf einem Blech, das Sie vorher mit Backpapier auslegen, und backen Sie sie ca. 30 Minuten bis zur gewünschten Knusprigkeit.
3. Für den Burger: Mischen Sie das Hackfleisch mit der gehackten Zwiebel und der Petersilie. Formen Sie die Masse anschließend zu einem Burger-Patty (mit einem Teigausstecher oder den Händen).
4. In einer Pfanne das restliche Öl erhitzen. Legen Sie das Burger-Patty auf die eine Seite und die Zwiebelringe auf die andere Seite der Pfanne und braten Sie beides. Das Fleisch grillen Sie ca. 6 Minuten von jeder Seite. Die Zwiebelringe bis zur gewünschten Farbe und Konsistenz garen.
5. Wenn das Fleisch gar ist, verteilen Sie den Käse und die Zwiebelringe darauf und schieben es eine Minute in den Ofen (der Käse soll schmelzen). Nach dem Herausnehmen mit Tomate, Gurke und Rucola belegen. Mit den Pommes Frites servieren und genießen!

GESCHMORTE PUY-LINSEN

Nährwerte: 430,2 kcal, 49,2 g Kohlenhydrate, 11,7 g Fett, 29,1 g Eiweiß

Aufwand:

Zutaten:

8 Kirschtomaten (halbiert)

2 Teelöffel natives Olivenöl (extra virgines)

40 g rote Zwiebeln (in dünne Scheiben geschnitten)

1 Knoblauchzehe (fein gehackt)

40 g Stangensellerie (in dünne Scheiben geschnitten)

40 g Karotten (geschält und in dünne Scheiben geschnitten)

1 Teelöffel Paprika, edelsüß

1 Teelöffel Thymian (frisch oder trocken)

75 g Puy-Linsen

220 ml Gemüsebrühe

50 g Grünkohl (grob gehackt)

1 Esslöffel Petersilie (gehackt)

20 g Rucola

Zubereitung:

1. Heizen Sie den Ofen auf 120° C Ober- und Unterhitze vor.
2. Legen Sie die Tomaten in eine ofenfeste Pfanne und garen Sie sie 35-45 Minuten im Ofen.
3. Erhitzen Sie in einem Topf 1 Teelöffel Olivenöl. Braten Sie die Zwiebeln, den Knoblauch, den Sellerie und die Karotten darin, bis sie weich sind. Paprika und Thymian einrühren und kurz köcheln lassen.

4. Spülen Sie die Linsen in einem Sieb gründlich ab und geben Sie sie zusammen mit der Brühe in den Topf. Aufkochen lassen, anschließend die Hitze herunterdrehen und 20 Minuten abgedeckt köcheln lassen. Rühren Sie etwa alle 7 Minuten um und gießen Sie ggf. Wasser nach, falls dieses zu stark einreduziert.
5. Fügen Sie den Grünkohl hinzu. Nun 10 Minuten köcheln lassen. Sobald die Linsen die gewünschte Konsistenz haben, rühren Sie die Petersilie und die Ofen-Tomaten vorsichtig unter. Mit dem Rucola und dem restlichen Öl anrichten, servieren und genießen!

VOLLKORN-LINGUINE MIT GRÜNKOHL, FETA UND RADIESCHEN

Nährwerte: 529,9 kcal, 73,4 g Kohlenhydrate, 15,8 g Fett, 20 g Eiweiß

Aufwand:

Zutaten:

100 g Vollkorn-Linguine

40 g Grünkohl

50 g Radieschen

30 g rote Zwiebel

½ Zitrone

½ Esslöffel natives Olivenöl (extra virgines)

25 g Feta (9 % Fett)

Zubereitung:

1. Die Nudeln in Salzwasser nach Packungsanleitung bissfest kochen.
2. Putzen Sie inzwischen den Grünkohl, waschen und schütteln Sie ihn trocken und schneiden Sie ihn etwas kleiner. Putzen, waschen und vierteln Sie die Radieschen. Schälen Sie die rote Zwiebel und hacken Sie sie klein.
3. Spülen Sie die Zitrone heiß ab, reiben Sie sie trocken, reiben Sie die Schale ab und pressen Sie den Saft aus. Das Gemüse mit Olivenöl, Zitronensaft und der Zitronenschale mischen. Schmecken Sie mit Salz und Pfeffer ab.
4. Gießen Sie die Nudeln ab und servieren Sie sie mit dem Gemüse. Zerbröseln Sie den Feta, geben Sie ihn über die Nudeln und bestreuen Sie alles nach Geschmack mit Pfeffer.

Tipp: Wer rohen Grünkohl nicht mag, kann ihn kurz bei mittlerer Hitze in einer Pfanne mit Olivenöl schwenken!

GÄNSEBLÜMCHEN-MÖHRENSUPPE

Nährwerte: 185 kcal, 22,6 g Kohlenhydrate, 8,3 g Fett, 3,6 g Eiweiß

Aufwand:

Zutaten:

100 g Möhren

50 g mehligkochende Kartoffeln

½ rote Paprikaschote

Knoblauch nach Geschmack

1 Teelöffel Olivenöl

150 ml Gemüsebrühe

25 ml Orangensaft

einige Bio-Gänseblümchen oder andere Essblüten

Petersilie nach Geschmack

25 ml Kokosmilch (fettarm)

Muskatnuss

Zimt

Cayennepfeffer

1 Teelöffel Kurkuma

Zubereitung:

1. Putzen und schälen Sie Möhren und Kartoffeln. Schneiden Sie alles in kleine Würfel. Entkernen Sie die Paprika, waschen Sie sie und schneiden Sie sie in Würfel. Schälen und schneiden Sie den Knoblauch in feine Scheiben.

2. Das Öl in einem Topf erhitzen. Darin Möhren, Kartoffeln, Paprika und Knoblauch bei mittlerer Hitze kurz andünsten. Mit Brühe und Saft ablöschen. Bei kleiner Hitze zugedeckt 20 Minuten köcheln lassen.

3. Waschen Sie währenddessen die Blüten und tupfen Sie sie anschließend trocken. Die Petersilie nach dem Waschen fein hacken.

4. Pürieren Sie die Suppe mit der Kokosmilch fein. Würzen Sie mit Salz, Pfeffer, Cayennepfeffer, Zimt, Muskat und Kurkuma. Servieren Sie die Suppe und garnieren Sie sie mit den Blümchen und der Petersilie. Genießen!

OFENKARTOFFELN MIT BROKKOLI

Nährwerte: 543,5 kcal, 42,9 g Kohlenhydrate, 32,4 g Fett, 16,1 g Eiweiß

Aufwand: 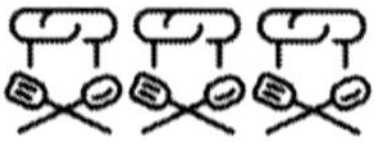

Zutaten:

150 g kleine Frühlingskartoffeln

Rosmarin nach Geschmack

1 Esslöffel Öl

Gartenkresse nach Geschmack

1 Teelöffel Zitronensaft

25 g Cashewmus

Muskatnuss

200 g Brokkoli

10 g Walnusskerne

½ Bund Radieschen

40 g rote Zwiebeln

Zubereitung:

1. Kartoffeln gründlich säubern, waschen und halbieren. Waschen Sie den Rosmarin, schütteln Sie ihn trocken und zupfen Sie die Nadeln ab. Mischen Sie alles mit der Hälfte des Öls sowie mit Salz und Pfeffer. Geben Sie die Kartoffeln auf ein mit Backpapier ausgelegtes Blech und backen Sie sie bei 200° C Ober- und Unterhitze im Ofen etwa 30 Minuten.
2. Schneiden Sie inzwischen die Kresse vom Beet. Mit Zitronensaft und Cashewmus pürieren (Hand- oder Standmixer). Dabei gießen Sie nach und nach Wasser hinzu, bis die Soße eine cremige Konsistenz hat. Mit Salz, Pfeffer und frischem Muskat abschmecken.
3. Den Brokkoli putzen, waschen, in mundgerechte Röschen teilen und mit Salz und Pfeffer und dem restlichen Öl mischen. Geben Sie die Brokkoliröschen zu den Kartoffeln und backen Sie beides für weitere 15 Minuten.
4. Inzwischen rösten Sie die Walnusskerne ohne Zugabe von Öl in einer Pfanne. Herausnehmen und beiseitestellen. Putzen, waschen und schneiden Sie die Radieschen in Stifte. Schälen und hacken Sie die rote Zwiebel fein.
5. Nehmen Sie Kartoffeln und Brokkoli aus dem Ofen und richten Sie beides auf Tellern an. Verteilen Sie die Cashewsoße darauf und richten Sie mit Walnüssen, Radieschen und Zwiebeln an. Guten Appetit!

STECKRÜBEN-GRÜNKOHL-CURRY MIT HUHN

Nährwerte: 454,1 kcal, 21,4 g Kohlenhydrate, 23,5 g Fett, 36 g Eiweiß

Aufwand:

Zutaten:

30 g rote Zwiebel

Knoblauch nach Geschmack

Ingwer nach Geschmack

200 g Steckrübe

80 g Grünkohl

100 g Hähnchenbrustfilet

1 Esslöffel natives Olivenöl (extra virgines)

rote Currypaste nach Geschmack

1 Teelöffel Kurkuma

100 ml Gemüsebrühe

Koriander nach Geschmack

50 ml Sojacreme

Zitronensaft nach Geschmack

5 g geröstete Erdnüsse

Zubereitung:

1. Schälen und hacken Sie rote Zwiebel, Knoblauch und Ingwer. Schälen und schneiden Sie die Steckrübe in Würfel. Waschen und schütteln Sie den Grünkohl trocken. Zupfen Sie das Grüne von den harten Stielen. Den Kohl schneiden Sie klein und stellen ihn beiseite.
2. Schneiden Sie das Hähnchenbrustfilet in mundgerechte Stücke. Die Hälfte des Öls in einer großen Pfanne erhitzen. Das Fleisch darin bei mittlerer Hitze 5 Minuten anbraten. Anschließend herausnehmen und beiseitestellen. Das restliche Öl in der Pfanne erhitzen. Zwiebeln, Knoblauch und Ingwer darin ungefähr 2 Minuten bei mittlerer Hitze anschwitzen. Geben Sie Steckrübe und Currypaste hinzu und dünsten Sie es 5 Minuten mit. Mit der Brühe ablöschen und zugedeckt 10 Minuten bei kleiner Hitze köcheln lassen.
3. Geben Sie den Grünkohl und die Hähnchenstücke hinzu und garen Sie alles 5 Minuten. Währenddessen waschen Sie den Koriander, schütteln ihn trocken und zupfen die Blättchen ab. Geben Sie die Sojacreme zum Curry, lassen Sie alles aufkochen und schmecken Sie mit Zitronensaft, Salz und Pfeffer ab. Die Erdnusskerne und den Koriander über das Curry geben, servieren und genießen!

TOMATEN-TOFU MIT BOHNEN UND BUCHWEIZEN

Nährwerte: 710,3 kcal, 70,3 g Kohlenhydrate, 33 g Fett, 28 g Eiweiß

Aufwand:

Zutaten:

75 g Buchweizen

100 g grüne Bohnen

150 g Tofu

1 Esslöffel natives Olivenöl (extra virgines)

½ Knoblauchzehe

200 g Cherrytomaten

½ Teelöffel Ahornsirup

1 Esslöffel Sojasoße

½ Teelöffel Sriracha

½ Esslöffel schwarzer Sesam

½ Esslöffel weißer Sesam

Zubereitung:

1. Kochen Sie den Buchweizen in Salzwasser nach Packungsanleitung. Schlagen Sie den Tofu in Küchenpapier ein und pressen Sie die Flüssigkeit aus. Entfernen Sie das Papier und schneiden Sie den Tofu in mundgerechte Würfel.
2. Waschen Sie die Bohnen und lassen Sie sie abtropfen. In kochendem Salzwasser ungefähr 10 Minuten garen.
3. Erhitzen Sie das Öl in einer Pfanne. Den Tofu geben Sie in die Pfanne und braten ihn bei mittlerer Hitze ca. 5 Minuten. Nehmen Sie ihn anschließend aus der Pfanne.
4. Währenddessen schälen und hacken Sie den Knoblauch fein. Dünsten Sie den Knoblauch in der noch heißen Pfanne an. Währenddessen waschen und vierteln Sie die Tomaten, um sie anschließend zum Knoblauch in die Pfanne zu geben.
5. Ahornsirup und Sojasoße dazugeben und etwa 3 Minuten köcheln lassen. Schmecken Sie mit Sriracha-Soße und Pfeffer ab. Den Tofu hinzugeben und kurz zusammen köcheln lassen.
6. Buchweizen und Bohnen auf einem Teller verteilen, Tofu-Pfanne hinzugeben und mit Sesam bestreuen. Guten Appetit!

WÄRMENDE GRÜNKOHL-BROKKOLI-SUPPE

Nährwerte: 262 kcal, 14,2 g Kohlenhydrate, 16,1 g Fett, 13,3 g Eiweiß

Aufwand:

Zutaten:

30 g rote Zwiebel

1 Knoblauchzehe

Cayennepfeffer

Kurkuma nach Geschmack

200 g Brokkoli

100 g Grünkohl

Muskat

500 ml Gemüsebrühe

1 Esslöffel natives Olivenöl (extra virgines)

Petersilie nach Geschmack

1 Esslöffel Joghurt (fettarm)

Zubereitung:

1. Die Zwiebel und den Knoblauch schälen und fein hacken. Das Olivenöl in einem Topf erhitzen, Zwiebeln und Knoblauch anschließend darin andünsten. Geben Sie Brokkoli, Grünkohl, Cayennepfeffer, Kurkuma und Muskat dazu. Mit Brühe aufgießen. Alles kochen lassen, bis der gewünschte Gargrad erreicht ist. Mit Salz und Pfeffer abschmecken. Anschließend pürieren (mit Stab- oder Standmixer).
2. Suppe auf einem Teller anrichten, mit dem Joghurt und fein gehackter Petersilie garnieren und genießen!

Abendessen

BROKKOLI-EIER-SALAT

Nährwerte (4 Portionen): 1398,5 kcal, 59,8 g Kohlenhydrate, 99,9 g Fett, 80 g Eiweiß

Aufwand:

Zutaten (4 Portionen):

6 Eier (Größe M)

1 kg Brokkoli

6 getrocknete Tomaten (wenn möglich ohne Öl)

2 Esslöffel Pinienkerne

300 g Joghurt (1,5 % Fett)

2 Teelöffel Senf

2 Teelöffel Sesamöl

2 Knoblauchzehen

150 g braune Champignons

Zubereitung:

1. Die Eier hart kochen, in kaltem Wasser abschrecken, pellen und auskühlen lassen.
2. Putzen, waschen und teilen Sie den Brokkoli in kleine Röschen. Schälen und schneiden Sie die dicken Stiele klein. Schneiden Sie die Tomaten ebenfalls in feine Streifen.
3. Den Brokkoli 5 bis 7 Minuten in wenig kochendem Salzwasser bei mittlerer Hitze dünsten (Achtung: Brokkoli muss noch Biss haben!). Dünsten Sie die Tomatenstreifen etwa 3 Minuten mit. Anschließend abgießen und abtropfen lassen.
4. Die Pinienkerne ohne Fett in einer Pfanne anrösten und anschließend abkühlen lassen.
5. Für das Dressing: Verrühren Sie Joghurt, Salz, Pfeffer, Senf und Öl. Den gepressten Knoblauch hinzugeben.
6. Putzen und schneiden Sie die Champignons in feine Scheibchen.
7. Tomatenstreifen, Brokkoli und Pilze mit dem Dressing mischen und mindestens 10 Minuten ziehen lassen.
8. Schneiden Sie die Eier in Spalten und heben Sie sie vorsichtig unter den Salat. Den Salat anrichten und mit Pinienkernen garnieren. Guten Appetit!

MÖHREN-TAGLIATELLE MIT TOMATEN UND RUCOLA (LOW CARB)

Nährwerte: 296,8 kcal, 15,1 g Kohlenhydrate, 20,8 g Fett, 10 g Eiweiß

Aufwand:

Zutaten:

10 g Pinienkerne

5 g Basilikum (frisch)

8 g Parmesan

200 g Möhren

20 g Rucola

5 g Oregano (frisch)

1 Esslöffel natives Olivenöl (extra virgines)

25 ml Gemüsebrühe

60 g Kirschtomaten

Zubereitung:

1. Rösten Sie die Pinienkerne ohne Öl in einer heißen Pfanne an. Waschen und tupfen Sie das Basilikum trocken. Den Parmesan fein reiben. Zerreiben Sie die Hälfte der Pinienkerne mit den Basilikumblättern in einem Mörser und mischen Sie sie mit dem Parmesan.
2. Schälen Sie die Möhren und verarbeiten Sie sie mit einem Sparschäler in lange Streifen (Tagliatelle). Waschen und schleudern Sie den Rucola in einer Salatschleuder trocken. Den Oregano waschen, anschließend trocken schütteln und die Blätter abzupfen.
3. Erhitzen Sie das Öl in einer Pfanne. Die Möhren-Nudeln bei mittlerer Hitze ungefähr 5 Minuten darin anbraten. Löschen Sie mit der Brühe ab. Lassen Sie die Möhren-Nudeln unter gelegentlichem Rühren weitere 5 Minuten bei mittlerer Hitze schmoren, bis die Flüssigkeit verkocht ist. Putzen, waschen und vierteln Sie die Kirschtomaten.
4. Schmecken Sie die Möhren-Tagliatelle mit Pfeffer und Salz ab. Geben Sie die restlichen Pinienkerne und die Tomaten dazu und dünsten Sie beides 2 Minuten mit. Den Rucola vorsichtig unterheben und anrichten. Mit den Oreganoblättern und dem Basilikum-Mix bestreuen. Guten Appetit!

QUINOA-SALAT MIT WALNÜSSEN UND GRANATAPFEL

Nährwerte: 402,4 kcal, 38,5 g Kohlenhydrate, 22,8 g Fett, 7,9 g Eiweiß

Aufwand:

Zutaten:

30 g Quinoa

40 g Rucola

40 g Feldsalat

10 g Walnusskerne

½ Granatapfel

1 Esslöffel natives Olivenöl (extra virgines)

1 Esslöffel Apfelessig

Zubereitung:

1. Spülen Sie die Quinoa in einem Sieb unter fließendem Wasser ab. Nach Packungsanleitung in Salzwasser kochen.
2. Währenddessen waschen und schleudern Sie Rucola und Feldsalat trocken. Geben Sie den Salat in eine Schüssel. Hacken Sie die Walnusskerne grob. Schneiden Sie den Granatapfel auf und lösen Sie die Kerne heraus. Verteilen Sie die Granatapfelkerne und die gare Quinoa auf dem Salat.
3. Mischen Sie Walnussöl mit Apfelessig in einer Schüssel und würzen Sie mit Pfeffer und Salz. Über den Salat verteilen und mit den Walnusskernen garnieren. Servieren und genießen!

PUTENBRUSTSTREIFEN MIT BROKKOLI-ZITRONEN-SAUCE

Nährwerte: 285,6 kcal, 6,5 g Kohlenhydrate, 8,8 g Fett, 43,2 g Eiweiß

Aufwand:

Zutaten:

150 g Putenbrustfilet

200 g Brokkoli

¼ Zitrone

½ Knoblauchzehe

Petersilie nach Geschmack

½ Esslöffel Sesamöl

Zubereitung:

1. Putenbrustfilet unter kaltem Wasser kurz abspülen, anschließend trocken tupfen und in Streifen schneiden.
2. Waschen und teilen Sie den Brokkoli in Röschen. In kochendem, gesalzenem Wasser ca. 5 Minuten garen.
3. Spülen Sie die Zitrone heiß ab, anschließend trocken tupfen, die Schale in Zesten abziehen (oder abreiben) und den Saft auspressen. Schälen und hacken Sie den Knoblauch fein.
4. Das Öl in einer Pfanne erhitzen und darin die Putenstreifen goldbraun anbraten. Mit Salz und Pfeffer abschmecken. Mit dem Zitronensaft und evtl. etwas Wasser ablöschen. Brokkoli, Zitronenzesten/-abrieb und Knoblauch dazugeben. Alles kurz ziehen lassen, Petersilie hinzufügen, abschmecken und servieren!

RADICCHIOSALAT MIT AVOCADO-JOGHURTSOßE UND RADIESCHEN

Nährwerte: 345,5 kcal, 15,3 g Kohlenhydrate, 24,4 g Fett, 13,6 g Eiweiß

Aufwand:

Zutaten:

½ grüne Paprikaschoten

½ Esslöffel Weißweinessig

½ Esslöffel natives Olivenöl (extra virgines)

1 Ei (Größe M)

Knoblauch nach Geschmack

½ Limette

30 g Avocado

50 g Joghurt (fettarm)

Worcestersauce nach Geschmack

1 Radicchio

30 g rote Zwiebel

50 g Radieschen

Koriander nach Geschmack

Zubereitung:

1. Halbieren, entkernen und waschen Sie die Paprika, um sie mit der Hautseite nach oben im vorgeheizten Ofen mit der Grillfunktion zu grillen, bis die Haut schwarz ist. Anschließend abkühlen lassen. Ziehen Sie die Haut ab, würfeln Sie die Paprika fein und marinieren Sie sie mit Essig und Olivenöl. Eine Viertelstunde ziehen lassen.
2. Inzwischen kochen Sie das Ei hart. Abschrecken, die Schale abpellen und in Spalten schneiden.
3. Für das Dressing: Schälen und hacken Sie den Knoblauch fein. Die Limette auspressen. Entfernen Sie den Kern der Avocado und heben das Fruchtfleisch aus der Schale. Avocado, Joghurt, Knoblauch, Limettensaft und Worcestersauce mit einem Stab- oder Standmixer pürieren. Schmecken Sie mit Salz und Pfeffer ab.
4. Waschen, putzen und schneiden Sie den Radicchio klein. Halbieren Sie die Zwiebeln und schneiden Sie sie in Streifen. Putzen, waschen und schneiden Sie die Radieschen in Scheiben. Den Koriander waschen, anschließend trocken schütteln und die Blättchen abzupfen.
5. Salat mit Paprika mischen und anrichten. Verteilen Sie Zwiebeln, Eier und Radieschen darauf. Mit der Sauce beträufeln und mit Korianderblättern garnieren. Guten Appetit!

FRUCHTIGER RUCOLA-SALAT MIT MANGO, AVOCADO UND KIRSCHTOMATEN

Nährwerte: 475,3 kcal, 24,5 g Kohlenhydrate, 38,5 g Fett, 4 g Eiweiß

Aufwand:

Zutaten:

¼ Esslöffel Limettensaft

½ Esslöffel Balsamicoessig

1 Esslöffel natives Olivenöl (extra virgines)

½ Teelöffel Honig

¼ Teelöffel mittelscharfer Senf

30 g Rucola

50 g Kirschtomaten

100 g reife Mango

½ Avocado

Zubereitung:

1. Für die Vinaigrette: Verrühren Sie Limettensaft mit Essig und Öl. Honig und Senf untermischen. Schmecken Sie mit Salz und Pfeffer ab.

2. Waschen und schleudern Sie den Rucola trocken. Waschen und halbieren Sie die Tomaten. Die Mango schälen und das Fruchtfleisch würfeln. Entkernen Sie die Avocado und würfeln Sie ihr Fruchtfleisch ebenfalls. Die Salatzutaten mit der Vinaigrette mischen und anrichten. Schmecken lassen!

LACHS AUF TOMATEN-SELLERIE-GEMÜSE

Nährwerte: 716,3 kcal, 7 g Kohlenhydrate, 56,8 g Fett, 38,8 g Eiweiß

Aufwand:

Zutaten:

1 rote Zwiebel
1 Stangensellerie
1 Tomate
1 Zweig Thymian
15 g Walnusskerne
2 Esslöffel natives Olivenöl (extra virgines)
125 g Lachsfilet
etwas Kräuter der Provence

Zubereitung:

1. Schälen, halbieren und schneiden Sie die Zwiebel in Streifen. Waschen, putzen und schneiden Sie den Sellerie nach Vorliebe klein. Tomate putzen, waschen und klein schneiden. Den Thymian waschen, dann trocken schütteln und Blättchen abzupfen. Die Walnusskerne grob hacken.
2. 1 Esslöffel Öl in einer Pfanne erhitzen. Dünsten Sie die Zwiebel mit dem Stangensellerie 5 Minuten bei mittlerer Hitze an. Nüsse und Tomaten hinzugeben und weitere 5 Minuten mitdünsten. Mit 2 Esslöffel Wasser ablöschen und zugedeckt bei niedriger Hitze etwa 5 Minuten schmoren lassen. Mit Salz, Pfeffer, Cayennepfeffer und Thymian abschmecken.
3. Das Lachsfilet abspülen, trocken tupfen und nach Vorliebe salzen. Das restliche Öl in einer Pfanne erhitzen, das Lachsfilet von beiden Seiten jeweils 3 Minuten bei mittlerer Hitze braten und mit Pfeffer, Salz und Kräuter der Provence würzen. Richten Sie das Lachsfilet auf dem Gemüse an. Servieren und genießen!

GRATINIERTER BROKKOLI MIT KURKUMA-CURRY-DIP

Nährwerte: 510,1 kcal, 17 g Kohlenhydrate, 33,3 g Fett, 32 g Eiweiß

Aufwand:

Zutaten:

½ Brokkoli
½ Knoblauchzehe
125 g Joghurt (fettarm)
½ Teelöffel Currypulver
½ Teelöffel Kurkuma
½ Teelöffel Paprika, edelsüß
etwas Zimt
½ Teelöffel Zitronensaft
100 g Feta
½ Esslöffel natives Olivenöl (extra virgines)
1 Esslöffel Pinienkerne

Zubereitung:

1. Brokkoli waschen, putzen und den Stiel abschneiden. Im Ganzen in kochendem Salzwasser 5-6 Minuten garen. Nun herausnehmen und abtropfen lassen.
2. Währenddessen schälen und hacken Sie den Knoblauch fein. Mit Joghurt, Curry, Kurkuma und Paprika verrühren. Schmecken Sie mit Pfeffer und Zitronensaft ab.
3. Schneiden Sie den Brokkoli in etwa 1 cm breite Scheiben und legen Sie diese auf ein mit Backpapier ausgelegtes Blech. Feta darüber bröseln, mit Pinienkernen garnieren und mit Pfeffer abschmecken. Träufeln Sie das Olivenöl über den Brokkoli.
4. Im vorgeheizten Ofen (225° C Ober- und Unterhitze) etwa 10 Minuten überbacken. Mit dem Curry-Kurkuma-Dip servieren und genießen!

SOMMERLICHER TOMATENSALAT AUF KÖRNIGEM FRISCHKÄSE

Nährwerte: 228 kcal, 9,2 g Kohlenhydrate, 16,6 g Fett, 8,8 g Eiweiß

Aufwand: 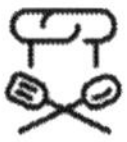

Zutaten:

100 g rote Kirschtomaten

100 g gelbe Kirschtomaten

20 g rote Zwiebel

Knoblauch nach Geschmack

Basilikum nach Geschmack

1 Esslöffel natives Olivenöl (extra virgines)

10 g Rucola

50 g körniger Frischkäse (fettarm)

Zubereitung:

1. Waschen und halbieren Sie die Tomaten. Die Zwiebel und den Knoblauch schälen. Schneiden Sie die Zwiebel in Ringe. Den Knoblauch hacken Sie fein.
2. Waschen Sie das Basilikum, tupfen Sie ihn trocken und hacken Sie ihn fein.
3. Vermengen Sie Tomaten, Zwiebeln, Basilikum, Knoblauch und Öl. Mit Salz und Pfeffer abschmecken.
4. Waschen und schleudern Sie den Rucola trocken. Den Tomatensalat auf einem Bett aus Rucola und körnigem Frischkäse anrichten und genießen!

BUCHWEIZEN-RADIESCHEN-SALAT MIT HÄHNCHEN

Nährwerte: 431,5 kcal, 64,4 g Kohlenhydrate, 13,5 g Fett, 10,2 g Eiweiß

Aufwand:

Zutaten:

70 g Buchweizen

10 g Pistazienkerne

70 g Radieschen

½ Granatapfel

1 Tomate

5 g Petersilie

100 g Hähnchenbrustfilet

1 Esslöffel Olivenöl

1 Esslöffel Apfelessig

½ Teelöffel Honig

Zubereitung:

1. Spülen Sie den Buchweizen in einem Sieb ab und garen Sie ihn nach Packungsanleitung.
2. Währenddessen rösten Sie die Pistazien in einer Pfanne ohne Zugabe von Öl, bis sie duften. Beiseitestellen.
3. Putzen, waschen und schneiden Sie die Radieschen in Stücke. Granatapfel halbieren und Kerne herauslösen.
4. Waschen, putzen und würfeln Sie die Tomate. Die Petersilie ebenfalls waschen, anschließend trocken schütteln, dann die Blätter abzupfen und grob hacken.
5. Spülen Sie das Hähnchenbrustfilet unter klarem Wasser ab, tupfen Sie es trocken und schneiden Sie es in Streifen. Mit Salz und Pfeffer abschmecken.
6. ½ Esslöffel Olivenöl in einer Pfanne erhitzen. Braten Sie die Hähnchenstreifen darin bei mittlerer Hitze goldbraun.
7. Für das Dressing: Vermischen Sie Apfelessig mit Honig, Salz, Pfeffer und dem restlichen Öl. Alle Salatzutaten mit dem Dressing vermengen.
8. Salat mit Hähnchenfleisch anrichten, servieren und schmecken lassen!

ERDBEER-SALSA MIT ROASTBEEF

Nährwerte: 683,3 kcal, 8,3 g Kohlenhydrate, 49 g Fett, 47,2 g Eiweiß

Aufwand:

Zutaten:

200 g Roastbeef

2 Esslöffel natives Olivenöl (extra virgines)

Rosmarin nach Geschmack

10 g Dijonsenf

Chilischote nach Geschmack

50 g Salatgurke

70 g Erdbeeren

¼ Limette

20 g Frühlingszwiebel

Koriander nach Geschmack

50 g Avocado

Zubereitung:

1. Roastbeef abspülen, anschließend trocken tupfen und mit Salz und Pfeffer abschmecken. 1 Esslöffel Öl in einer Pfanne erhitzen und darin das Roastbeef von allen Seiten jeweils 5 Minuten bei starker Hitze scharf anbraten. Das Fleisch danach 3-4 Minuten abkühlen lassen. Währenddessen den Rosmarin waschen, anschließend trocken schütteln und dann die Blättchen abzupfen. Das Fleisch mit Senf bestreichen und mit dem Rosmarin bestreuen.
2. Das Fleisch auf dem Rost im vorgeheizten Backofen (140° C Ober- und Unterhitze) je nach Fleischdicke und gewünschtem Gargrad etwa 50 Minuten mit einer Fettpfanne darunter garen.
3. Währenddessen halbieren, entkernen, waschen und hacken Sie die Chilischote für die Salsa. Putzen, waschen und schneiden Sie die Gurke in kleine Würfel. Die Erdbeeren waschen und in Scheiben und/oder Stücke schneiden. Die Avocado entkernen, das Fruchtfleisch würfeln und sofort mit dem ausgepressten Saft der Limette vermischen. Den Koriander waschen, dann trocken schütteln und die Blättchen abzupfen. Schneiden Sie die Frühlingszwiebel in Ringe.
4. Gurke, Chili, Erdbeeren, Avocado, Frühlingszwiebel und Koriander mischen, mit Salz und Pfeffer würzen und das restliche Olivenöl untermischen.
5. Das Roastbeef entnehmen Sie dem Backofen und lassen es 10 Minuten ruhen. In dünne Scheiben schneiden. Mit der Erdbeer-Salsa anrichten, servieren und genießen!

SPARGELSALAT MIT HIMBEEREN

Nährwerte: 278,8 kcal, 12,3 g Kohlenhydrate, 21,1 g Fett, 7,7 g Eiweiß

Aufwand:

Zutaten:

250 g weißer Spargel

1 Esslöffel natives Olivenöl (extra virgines)

getrockneter Thymian nach Geschmack

25 g Babyspinat

50 g Radieschen

½ Teelöffel Zitronensaft

5 g Senf

¼ Teelöffel Honig

Kurkuma nach Geschmack

30 g Himbeeren

Kresse nach Geschmack

10 g Walnusskerne

Zubereitung:

1. Schälen Sie den Spargel, entfernen Sie die holzigen Enden und schneiden Sie ihn schräg in mundgerechte Stücke. ½ Esslöffel Öl in einer Pfanne erhitzen und den Spargel darin etwa 10 Minuten bei mittlerer Hitze anbraten. Gelegentlich umrühren und mit Pfeffer, Salz und Thymian würzen. Nehmen Sie ihn aus der Pfanne und lassen Sie ihn abkühlen.
2. Währenddessen waschen Sie den Spinat und schütteln ihn anschließend trocken. Putzen, waschen und schneiden Sie die Radieschen in Scheiben.
3. Für das Dressing: Vermischen sie das restliche Öl mit Zitronensaft, Senf, Honig und Kurkuma und würzen Sie mit Salz und Pfeffer. Mischen Sie die Hälfte der Himbeeren unter und zerdrücken Sie diese leicht.
4. Den Spargel mit dem Spinat und den restlichen Radieschen anrichten, die restlichen Himbeeren darüber verteilen und mit dem Dressing beträufeln. Schneiden Sie die Kresse vom Beet, hacken Sie die Walnüsse und streuen Sie sie über den Salat. Servieren und genießen!

BUCHWEIZEN-BOWL MIT ERDBEER-DRESSING

Nährwerte: 477 kcal, 71,5 g Kohlenhydrate, 15,7 g Fett, 9,3 g Eiweiß

Aufwand:

Zutaten:

75 g Buchweizen
1 Möhre
80 g Kirschtomaten
25 g Rucola
70 g Erdbeeren
Zitronenthymian nach Geschmack
1 Esslöffel natives Olivenöl (extra virgines)
½ Esslöffel Zitronensaft
½ Teelöffel Senf
½ Teelöffel Honig
Chiliflocken

Zubereitung:

1. Spülen Sie den Buchweizen in einem Sieb ab und garen Sie ihn nach Packungsanleitung. Lassen Sie ihn anschließend abkühlen.
2. Währenddessen die Möhre schälen und raspeln. Waschen und halbieren Sie die Tomaten. Anschließend waschen Sie den Rucola und schütteln ihn trocken.
3. Putzen und waschen Sie die Erdbeeren und schneiden Sie sie klein. Den Thymian waschen, anschließend trocken schütteln und die Blättchen abzupfen. Verquirlen Sie Öl, Zitronensaft, Senf und Honig. Die Erdbeeren untermischen und mit Salz, Pfeffer, Thymian und Chili würzen.
4. Richten Sie die Zutaten in einer Bowl (Schüssel) an. Mit Dressing beträufeln und servieren. Guten Appetit!

HÄHNCHENBRUSTFILET MIT SALAT UND ORIENTALISCHEM DRESSING

Nährwerte: 488,7 kcal, 13,3 g Kohlenhydrate, 32,9 g Fett, 31,3 g Eiweiß

Aufwand: 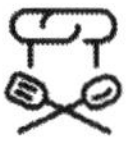

Zutaten:

100 g Hähnchenbrustfilet

1 Esslöffel natives Olivenöl (extra virgines)

75 g griechischer Joghurt (0% Fett)

1 Esslöffel Koriander (fein gehackt)

1 Esslöffel Kurkuma

½ Esslöffel Currypulver

6 fein gehackte Walnüsse

1 Dattel (fein gehackt)

20 g rote Zwiebeln (je nach Geschmack klein geschnitten)

40 g Rucola

Zubereitung:

1. Erhitzen Sie das Öl in einer Pfanne. Hähnchen darin beidseitig bis zur gewünschten Farbe braten. Alternativ können Sie das Fleisch auch in einem Dampfgarer garen. Dann brauchen Sie auch kein Öl, aber etwas mehr Zeit.
2. Vermengen Sie Joghurt, Koriander, Kurkuma und Currypulver zu einem Dressing.
3. Den Rucola anrichten. Darauf das Hähnchenbrustfilet, die Walnüsse, die Zwiebeln, die Dattel und das Dressing platzieren. Schmecken Sie mit Salz und Pfeffer ab. Guten Appetit!

Snacks

TOAST MIT SCHOKO-BANANEN-AUFSTRICH

Nährwerte: 237 kcal, 26,8 g Kohlenhydrate, 8,8 g Fett, 11 g Eiweiß

Aufwand: 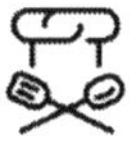

Zutaten:

15 g Schokolade (min. 85 % Kakaogehalt)

70 g Quark (Magerstufe)

1 Esslöffel Pflanzen- oder Kuhmilch

¼ Banane

1 Scheibe Vollkorntoast

Zubereitung:

1. Raspeln Sie die Schokolade fein. Rühren Sie den Quark zusammen mit der Milch glatt. Heben Sie die Schokoraspeln unter.
2. Die Banane schälen und schräg in Scheiben schneiden.
3. Toast rösten. Danach mit dem Schoko-Quark bestreichen und die Bananenscheiben darauf verteilen. Servieren und genießen!

SCHOKO-MÜSLIRIEGEL

Nährwerte (für ein Backblech à 16 Riegel): 3276,4 kcal, 360,2 g Kohlenhydrate, 156,9 g Fett, 82,9 g Eiweiß

Aufwand:

Zutaten (für 16 Riegel):

50 g getrocknete, entsteinte Datteln

100 g Nussmischung

20 g stark entöltes Kakaopulver

250 g kernige Haferflocken

30 g Leinsamen

200 g Schokolade (min. 85 % Kakaogehalt)

50 g Haselnussmus

300 g Apfelmus/-mark

20 g Dinkelflakes (ungesüßt)

20 g gepuffter Amaranth

2 Teelöffel Zimt

1 Messerspitze Vanillepulver

½ Teelöffel gemahlener Kardamom

1 Teelöffel Orangenschale

Zubereitung:

1. Zerkleinern Sie Datteln, Nüsse, Kakaopulver, Haferflocken und Leinsamen in einer Küchenmaschine/mit einem leistungsstarken Mixer grob.
2. Hacken Sie 100 g der dunklen Schokolade und rühren Sie sie zusammen mit Haselnussmus, Apfelmus, Dinkelflakes, Amaranth und Gewürzen unter den Dattel-Mix.
3. Die Masse füllen Sie nun in eine mit Backpapier ausgelegte Form und drücken sie an. Im vorgeheizten Ofen 20-25 Minuten bei 200° C Ober- und Unterhitze backen, bis die Oberfläche braun ist. Abkühlen lassen (in der Form).
4. Lösen Sie die Masse aus der Form und schneiden Sie sie in 16 Riegel. Schmelzen Sie die restliche Schokolade und garnieren Sie damit die Riegel. Abkühlen lassen und genießen!

Hinweis: Ein Riegel hat gerade einmal 204 Kalorien. Der perfekte Snack für Zwischendurch!

GRÜNKOHL-AVOCADO-CHILI-DIP MIT LOW-CARB-CRACKERN

Nährwerte: 427,4 kcal, 3,7 g Kohlenhydrate, 39 g Fett, 12,1 g Eiweiß

Aufwand:

Zutaten:

10 g Leinsamen

10 g Kürbiskerne

7 g Sesamsamen

5 g Mandelmehl

½ Teelöffel flüssiges Kokosöl

½ Esslöffel natives Olivenöl (extra virgines)

80 g Avocado

25 g Grünkohl

Chili nach Geschmack

¼ Zitrone

5 g Brunnenkresse

Zubereitung:

1. Geben Sie die Samen und Kerne mit dem Mandelmehl in eine Schüssel. Mit etwas Wasser übergießen und 10 Minuten ziehen lassen. Fügen Sie das Kokosöl hinzu, dann alles verrühren und mit Salz abschmecken.
2. Verstreichen Sie die Masse auf einem Blech, das Sie vorher mit Backpapier ausgelegt haben, etwa 5 mm dick. Backen Sie die Masse im Ofen bei etwa 175° C Ober- und Unterhitze 25-30 Minuten. Anschließend 10 Minuten abkühlen lassen. Die Cracker in Stücke brechen.
3. Für den Dip: Die Avocado entsteinen, dann das Fruchtfleisch aus der Schale lösen und grob würfeln. Grünkohl putzen, das Grün von den harten Stielen zupfen, waschen, trocken schütteln und klein schneiden. Die Chilischote halbieren, entkernen, waschen und hacken. Avocado, Chili und Grünkohl zusammen mit dem Olivenöl in einen Mixer geben und grob pürieren. Schmecken Sie mit Zitronensaft, Salz und Pfeffer ab. Den Dip in ein Schälchen füllen, mit Brunnenkresse garnieren und mit den Crackern genießen!

BEEREN-NICECREAM MIT MINZE

Nährwerte: 427,4 kcal, 3,7 g Kohlenhydrate, 39 g Fett, 12,1 g Eiweiß

Aufwand:

Zutaten:

2 reife Bananen

25 ml Sojamilch

½ Vanilleschote

25 g Brombeeren (tiefgekühlt)

25 g Blaubeeren (tiefgekühlt)

25 g Blaubeeren (frisch)

Minze nach Geschmack

Zubereitung:

1. Die Bananen in etwa fingerdicke Stücke schneiden. Geben Sie die Bananenstücke in einen gefrierfesten Beutel und geben Sie sie mindestens 4 Stunden in den Tiefkühler.
2. Kratzen Sie das Mark der Vanilleschote mit einem Messer heraus. Die tiefgekühlten Bananenscheiben mit der Sojamilch, dem Vanillemark und den tiefgekühlten Beeren in einen leistungsstarken Mixer geben. Zu einer cremigen Masse pürieren (alternativ funktioniert das auch mit einem Stabmixer). Geben Sie je nach Belieben noch etwas Flüssigkeit hinzu.
3. Die frischen Blaubeeren und einige Minzblätter waschen und trocknen. Geben Sie die Nicecream in ein Schälchen. Mit den Beeren und der Minze dekorieren und genießen!

WALNUSS-BANANEN-SHAKE

Nährwerte: 443,5 kcal, 44,9 g Kohlenhydrate, 18,8 g Fett, 20,6 g Eiweiß

Aufwand:

Zutaten:

75 g Banane

100 g Quark (Magerstufe)

25 g zarte Haferflocken

1 Esslöffel Walnussmus

1 Teelöffel Ahornsirup

Zimt

170 ml Sojamilch

Zubereitung:

1. Die Banane schälen. Zusammen mit dem Quark, den Haferflocken, dem Walnussmus, dem Ahornsirup, dem Zimt und der Sojamilch im Standmixer oder mit einem Pürierstab zu einem Shake mixen.
2. Den Shake vorsichtig in ein Glas abfüllen. Genießen!

APFEL-MAJORAN-STULLEN

Nährwerte: 310,2 kcal, 56 g Kohlenhydrate, 5,5 g Fett, 7,2 g Eiweiß

Aufwand:

Zutaten:

150 g mehligkochende Kartoffeln

2 Stiele Majoran

35 g Lauch

75 g Apfel

1 Teelöffel natives Olivenöl (extra virgines)

50 g Dinkel-Vollkornbrot (eine Scheibe)

Zubereitung:

1. Waschen Sie die Kartoffeln. Mit Schale in kochendem Wasser je nach Größe 20-30 Minuten garen.
2. Währenddessen den Majoran waschen und anschließend trocken schütteln. Die Blättchen abzupfen, einige beiseitelegen und den Rest hacken.
3. Den Lauch der Länge nach halbieren, waschen, von Sand befreien und den hellen Teil in etwa 1 cm breite Streifen schneiden.
4. Den Apfel waschen, trocken reiben und rundherum in etwa 1 cm dicke Scheiben schneiden. Sparen Sie das Kerngehäuse aus. Würfeln Sie die Apfelscheiben dann fein.
5. Das Öl in einer beschichteten Pfanne erhitzen. Den Lauch dazugeben und ca. 5 Minuten bei niedriger Hitze und geschlossenem Deckel andünsten.
6. Geben Sie die Apfelwürfel und den gehackten Majoran hinzu und dünsten Sie beides 1 Minute mit. Schmecken Sie mit Salz und Pfeffer ab.
7. Die Kartoffeln abgießen, abschrecken (kaltes Wasser), pellen und unverzüglich durch eine Kartoffelpresse in ein Gefäß drücken.
8. Das Apfel-Lauch-Gemüse unterrühren, erneut salzen, pfeffern und abkühlen lassen. Das Brot mit der Mischung bestreichen, mit den übrig gelassenen Majoran-Blättchen garnieren, servieren und genießen!

SCHOKO-NUSS-KUGELN (SIRTFOOD-ROCHER)

Nährwerte (für 8-10 Kugeln): 1792,5 kcal, 99,9 g Kohlenhydrate, 134,5 g Fett, 32,2 g Eiweiß

Aufwand:

Zutaten (für 8-10 Kugeln):

40 g ganze Haselnüsse

25 g Walnüsse

75 ml Kokosmilch (fettarm)

4 Datteln

90 ml geröstete Mandelbutter mit Zartbitterschokolade (alternativ Mandelmus)

100 g Schokolade (min. 85 % Kakaogehalt)

1 Teelöffel Kokosöl

Zubereitung:

1. Weichen Sie die Datteln 10-15 Minuten in heißem Wasser auf. Anschließend sehr fein hacken oder pürieren.
2. Währenddessen rösten Sie die Haselnüsse bei 180° C Ober- und Unterhitze im Ofen für 10 Minuten. Anschließend in ein Küchentuch legen und von den Schalen befreien.
3. Hacken Sie die Haselnüsse gemeinsam mit den Walnüssen. Einige Haselnüsse zuvor beiseitelegen.
4. Schmelzen Sie in einem Wasserbad die Schokolade mit dem Kokosöl. Heben Sie die Hälfte der geschmolzenen Schokolade auf.
5. Die Kokosmilch, die Datteln und die Mandelbutter zur Schokolade geben und verrühren, bis eine homogene Masse entstanden ist. Die Masse stellen Sie anschließend 20 Minuten in den Kühlschrank.
6. Anschließend formen Sie Kugeln aus der Masse (am besten mit feuchten Händen). Eine Haselnuss drücken Sie in die Mitte. Anschließend durch die übrig gebliebene Schokolade und die gehackten Nüsse rollen. Die Kugeln im Kühlschrank kühlen, servieren und genießen!

QUARK MIT OBST UND WALNÜSSEN

Nährwerte: 335,5 kcal, 31,9 g Kohlenhydrate, 6,9 g Fett, 34,2 g Eiweiß

Aufwand:

Zutaten:

250 g Magerquark

50 ml Milch (fettarm)

½ Kaki

50 g Beeren (Brombeeren, Himbeeren, Blaubeeren, Erdbeeren)

8 g Walnusskerne

½ Esslöffel Honig

Zubereitung:

1. Rühren Sie den Quark mit der Milch glatt.
2. Waschen, schälen und halbieren Sie die Kaki, schneiden Sie den Strunk heraus und schneiden Sie das Fruchtfleisch klein. Waschen und tupfen Sie die Beeren trocken. Rösten Sie die Walnüsse in einer Pfanne ohne Zugabe von Öl an.
3. Den Quark in ein Schälchen mit den Früchten und den Nüssen geben, mit dem Honig garnieren und servieren. Guten Appetit!

FROYO-BLAUBEEREN

Nährwerte: 177 kcal, 34,8 g Kohlenhydrate, 1,4 g Fett, 5,1 g Eiweiß

Aufwand:

Zutaten:

250 g Blaubeeren (frisch)

1 Vanilleschote

100 g griechischer Joghurt (fettarm)

1 Esslöffel Limettensaft

Zubereitung:

1. Waschen Sie die Blaubeeren und lassen Sie sie abtropfen. Die Vanilleschote längs halbieren und das Mark anschließend mit einem Messer herauskratzen. Vermischen Sie den Joghurt mit dem Vanillemark und dem Limettensaft.
2. Die Blaubeeren piksen Sie nacheinander auf einen Zahnstocher und ziehen sie dann durch den Joghurt, bis sie vollständig mit Joghurt überzogen sind. Geben Sie die Blaubeeren in eine gefrierfeste Auflaufform und lassen Sie sie mindestens 1 Stunde lang gefrieren.
3. Die Froyo-Beeren als Snack oder auch als Topping fürs Frühstücksmüsli verwenden und genießen!

SELBSTGEMACHTES APFELMUS (ZUCKERFREI)

Nährwerte: 216,7 kcal, 49,7 g Kohlenhydrate, 0,8 g Fett, 1,3 g Eiweiß

Aufwand:

Zutaten:

350 g Apfel

½ Zitrone

Zubereitung:

1. Waschen, schälen, vierteln, entkernen und würfeln Sie die Äpfel.
2. Den Saft aus der Zitrone pressen. Die Apfelwürfel mit dem Zitronensaft und etwas Wasser in einen Topf füllen und mit geschlossenem Deckel bei mittlerer Hitze 15-20 Minuten kochen, bis die Äpfel weich sind.
3. Pürieren Sie die Äpfel im Topf mit einem Stabmixer je nach Vorliebe grob oder fein.
4. Kochen Sie das Apfelmus nochmals auf und füllen Sie es entweder in abgekochte Schraubgläser (zum Lagern) oder servieren Sie es direkt!

Getränke

EISTEE MIT BEEREN UND MINZE

Nährwerte: 128 kcal, 19,2 g Kohlenhydrate, 1,8 g Fett, 3,4 g Eiweiß

Aufwand:

Zutaten:

4 Esslöffel grüner Tee

1 Zitrone

(Rohrzucker nach Bedarf)

250 g Himbeeren

Minze nach Geschmack

Zubereitung:

1. Bringen Sie 1 Liter Wasser zum Kochen. Den Tee darin ca. 3 Minuten ziehen lassen. Durch ein Sieb filtern. Die Zitrone waschen, die Haut mit einem Sparschäler abschälen und den Saft auspressen. Geben Sie Saft und Schale in den Tee. Diesen vollständig abkühlen lassen, nach eigenem Geschmack mit (wenig) Rohrzucker süßen und in den Kühlschrank stellen.
2. Die Himbeeren und die Minze waschen Sie nun. Zum Tee geben, in eine Glaskaraffe oder in einzelne Gläser füllen und genießen!

APFEL-ANANAS-SAFT (LEICHT SCHARF)

Nährwerte: 321,6 kcal, 71,7 g Kohlenhydrate, 1,9 g Fett, 2,4 g Eiweiß

Aufwand:

Zutaten:

300 g Äpfel

250 g Ananas

10 g Ingwer

½ Limette

Zubereitung:

1. Die Äpfel waschen und klein schneiden. Die Ananas schälen, den Kern entfernen und das Fruchtfleisch in grobe Stücke schneiden.
2. Schälen und würfeln Sie den Ingwer grob. Die Limette auspressen.
3. Äpfel, Ananas und Ingwer in einen Entsafter geben. Schmecken Sie mit Limettensaft ab und genießen Sie den Saft am besten sofort!

GOLDENE MILCH

Nährwerte: 87,4 kcal, 10,2 g Kohlenhydrate, 4,2 g Fett, 1,6 g Eiweiß

Aufwand:

Zutaten:

200 ml Mandelmilch

1 Esslöffel Kurkuma

5 g geriebener Ingwer

1 Prise schwarzer Pfeffer

1 Teelöffel Kokosöl

Muskatnuss

1 Teelöffel Agavendicksaft

Zubereitung:

Alle Zutaten in einen Mixer geben und zu einer gleichmäßig feinen Masse mischen. Nach Belieben kalt oder erwärmt (dafür kurz aufkochen und auf kleiner Hitze für 2 Minuten köcheln lassen) genießen.

INGWER-SHOTS

Nährwerte (für etwa 15 Portionen): 159,3 kcal, 35,5 g Kohlenhydrate, 0,9 g Fett, 1,3 g Eiweiß

Aufwand:

Zutaten (für etwa 15 Portionen):

1 daumengroßes Stück Ingwer

1 Zitrone

2 Äpfel

Cayennepfeffer

Zubereitung:

1. Waschen Sie den Ingwer. Halbieren Sie die Zitrone und pressen Sie den Saft aus.
2. Putzen, waschen und vierteln Sie die Äpfel. Äpfel und Ingwer in einen Entsafter geben und auspressen.
3. Mischen Sie die Säfte und würzen Sie nach Geschmack mit Cayennepfeffer.
4. Als Shots (2-4 cl) sofort servieren, in einer Flasche abfüllen und in den nächsten Tagen verbrauchen oder portionsweise einfrieren (zum Beispiel in Eiswürfelformen).

SOJA-ANANAS-HIMBEER-DRINK

Nährwerte: 130,1 kcal, 24,3 g Kohlenhydrate, 2 g Fett, 3 g Eiweiß

Aufwand: 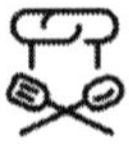

Zutaten:

50 g Himbeeren (tiefgekühlt)

75 ml Sojadrink

150 ml Ananassaft

Eiswürfel

Zubereitung:

1. Legen Sie einige Himbeeren für die Garnitur beiseite. Geben Sie die restlichen Beeren mit dem Sojadrink und dem Ananassaft in ein hohes Gefäß.
2. Mit einem Stabmixer auf hoher Stufe pürieren. Mit Eiswürfeln in ein Glas geben, mit den restlichen Himbeeren garnieren und sofort genießen!

RHABARBER-ERDBEER-SMOOTHIE

Nährwerte: 134,8 kcal, 20 g Kohlenhydrate, 1,3 g Fett, 9,9 g Eiweiß

Aufwand:

Zutaten:

100 g Erdbeeren

1 Limette

2 Esslöffel Magerquark

1 Teelöffel Honig

100 ml Rhabarbersaft

Eiswürfel

Zubereitung:

1. Die Erdbeeren waschen und anschließend trocken tupfen. Legen Sie eine Beere für später beiseite.
2. Die restlichen Beeren vierteln und in ein hohes Gefäß füllen.
3. Die Limette abspülen, trocken reiben und die Schale abreiben. Die Limette anschließend halbieren. Geben Sie die abgeriebene Schale auf einen kleinen flachen Teller. Den Rand eines Glases zunächst leicht in eine der Limettenhälften und anschließend in die abgeriebene Schale drücken, sodass ein grüner Glasrand entsteht.
4. Pressen Sie eine Limettenhälfte aus und geben Sie den Saft zu den Erdbeeren. Rhabarbersaft und Magerquark ebenfalls hinzufügen und mithilfe eines Stabmixers durchmixen. Mit Honig abschmecken und anschließend in das Glas geben. Schneiden Sie die beiseitegelegte Erdbeere vorsichtig ein und stecken Sie sie auf den Glasrand. Genießen!

APFEL-GEMÜSE-SAFT

Nährwerte: 225,7 kcal, 45,6 g Kohlenhydrate, 2,5 g Fett, 3,8 g Eiweiß

Aufwand:

Zutaten:

150 g Möhren

200 g Äpfel

125 g Rote Bete

¼ Zitrone

½ Teelöffel Rapsöl

Zubereitung:

1. Waschen und schneiden Sie die Möhren klein. Waschen, vierteln und entkernen Sie die Äpfel.
2. Die rote Bete waschen, schälen und grob zerkleinern. Vorsicht! Die Bete färbt stark ab. Also lieber mit Handschuhen arbeiten!
3. Pressen Sie Möhren, Äpfel und rote Bete mit einem Entsafter aus.
4. Die Zitrone auspressen und 2 Esslöffel des Saftes mit dem Rapsöl unter den Apfel-Gemüse-Saft rühren. Sofort servieren und genießen!

TOMATEN-GURKEN-SMOOTHIE

Nährwerte: 118,5 kcal, 16 g Kohlenhydrate, 2,3 g Fett, 7,8 g Eiweiß

Aufwand:

Zutaten:

250 g Salatgurke

250 g Kirschtomaten

Dill nach Geschmack

100 ml Kefir

Chilipulver

Salz

Pfeffer

Eiswürfel

Zubereitung:

1. Schälen und halbieren Sie die Gurke längs. Mit einem Teelöffel das Kerngehäuse aushöhlen und das Fruchtfleisch klein schneiden.
2. Die Tomaten waschen, 2-3 auf einen Schaschlikspieß stecken und beiseitelegen. Halbieren Sie die restlichen Tomaten.
3. Den Dill abspülen, anschließend trocken schütteln und die Fähnchen abzupfen.
4. Gurkenwürfel, Tomatenhälften, 2/3 des Dills und Kefir in einem Standmixer mixen. Salz, Pfeffer, Chilipulver und Eiswürfel zugeben und alles noch einmal auf höchster Stufe mischen. In ein Glas füllen und mit dem Tomatenspieß und dem Dill garnieren. Lassen Sie es sich schmecken!

SCHOKO-SHAKE

Nährwerte: 208,1 kcal, 11,1 g Kohlenhydrate, 15,2 g Fett, 5 g Eiweiß

Aufwand:

Zutaten:

1 Teelöffel ungesüßtes Kakaopulver (Backkakao)

100 ml Kokosmilch (fettarm)

100 ml Milch (fettarm)

½ Teelöffel Kokosraspeln

etwas Honig zum Süßen

Eiswürfel

Zubereitung:

1. Geben Sie das Kakaopulver mit Kokosmilch, Milch, Honig und Eiswürfeln in einen Cocktailshaker (alternativ: Standmixer) und schütteln (bzw. mixen) Sie kräftig.
2. Den Drink in ein Glas gießen, mit Kokosraspeln und evtl. einem Strohhalm garnieren und schmecken lassen!

WALDBEEREN-COCKTAIL

Nährwerte: 126 kcal, 25 g Kohlenhydrate, 1,2 g Fett, 2,9 g Eiweiß

Aufwand:

Zutaten:

Zitronenmelisse nach Geschmack

150 g gemischte Beeren (tiefgekühlt)

150 ml Cranberrysaft

50 ml eiskaltes Mineralwasser (mit Kohlensäure)

Zubereitung:

1. Die Zitronenmelisse waschen, dann trocken schütteln und anschließend die Blätter abzupfen.
2. Von den tiefgekühlten Beeren 1 Esslöffel abnehmen und beiseitelegen. Den Rest der Beeren geben Sie mit dem Cranberrysaft in ein hohes Gefäß und pürieren alles.
3. In ein Glas gießen und mit Mineralwasser auffüllen. Die restlichen Beeren hineingeben, mit der Zitronenmelisse garnieren und genießen!

Der ultimative 3-Phasen-Plan!

Aller Anfang ist schwer! Auch, wenn Sie nun wissen, worauf es bei der Sirtfood-Ernährungsweise ankommt, und eine große Auswahl an Rezepten parat haben, mit der Sie ohne zu hungern und zufrieden durch den Tag kommen, sollten Sie nun nicht die Aufmerksamkeit abschweifen lassen! Um Ihnen Ihren Start in die Sirtfood-Diät zu erleichtern, haben wir ein 3-Phasen-Modell entworfen, das die Motivation hochhält, die Pfunde purzeln lässt und Ihnen langfristig zu Ihrem Traumkörper verhilft, ganz im Sinne der sirtuinaktivierenden Lebensmittel. Welche Rezepte Sie dabei einfließen lassen, wie Sie Ihre Diät konkret gestalten und mit welchen Gerichten Sie sich durch Frühstück, Mittag und Abendbrot schlemmen, ist Ihnen überlassen! Wichtig ist nur, dass Sie sich an die Vorgaben der jeweiligen Phase halten. Keine Sorge, ist die erste Hürde erst einmal geschafft und sind die Gewohnheiten umgestellt, wird es immer leichter und irgendwann werden Sie gar nicht mehr merken, dass Sie diäten. Denn genau das ist das Ziel der Sirtfood-Diät: Seine Ernährung über einen längeren Zeitraum umzustellen, um ein gesünderes, vitaleres und fitteres Leben zu gewinnen – nicht für ein paar Monate oder Jahre, sondern für immer! Behalten Sie das im Hinterkopf, wenn Sie in der Anfangsphase zweifeln oder denken, an Ihre Grenzen zu stoßen. Das werden Sie nicht, das verspreche ich Ihnen! Sie sind stärker, als Sie glauben. Also ran an den Speck, hier kommt Ihr 3-Phasen-Diätplan:

PHASE I (TAG 1-3)

Wer anfängt, kann scheitern, das stimmt. Aber wer gar nicht erst anfängt, hat schon verloren! Behalten Sie das im Hinterkopf, wenn Sie mit der ersten Phase in Ihre Sirtfood-Diät starten. Diese Phase dient der Entgiftung und Ankurbelung Ihres Stoffwechsels. Ihre Verdauung soll auf Trab gebracht werden. Deswegen ist diese (wohlgemerkt sehr kurze!) Phase auch am stärksten reglementiert und am härtesten. Aber keine Sorge, am vierten Tag wird es leichter, das verspreche ich Ihnen. Die ersten drei Tage müssen Sie aber durchhalten. Und Sie werden merken, schon in diesem kurzen Zeitraum die ersten positiven Veränderungen an sich beobachten zu können!

Nehmen Sie in Phase I nicht mehr als 1000 Kalorien in Form von drei grünen Säften und einer Hauptmahlzeit zu sich! Die Säfte und auch die Hauptmahlzeit sollten dabei hauptsächlich aus sirtuinankurbelnden Obst-, Gemüse- und Kräutersorten bestehen. Setzen Sie auf Rucola, Stangensellerie, Petersilie, Äpfel, Grünkohl und mehr. Wie wäre es beispielsweise mit dem süßen Gurken-Sellerie-Smoothie oder der Goldenen Milch? Ob Sie Ihre Hauptmahlzeit in Form eines sättigenden Frühstücks (z. B. mit einem selbstgemachten Sirtfood-Müsli), eines leckeren Mittagessens (wie wäre es mit den geschmorten Puy-Linsen?) oder eines den Tag genussvoll abschließenden Abendessens (was halten Sie vom gratinierten Brokkoli mit Curry-Kurkuma-Dip?) zu sich nehmen, ist dabei Ihren Vorlieben und Ihrem Geschmack überlassen! Sie werden sehen, die ersten drei Tage gehen viel schneller rum, als Sie vorher vermutet haben! Hier ein Vorschlag, wie Sie die ersten Tage gestalten können:

TAG 1

Frühstück: Chia-Pudding mit Joghurt und Beeren

Saft 1 (zum Beispiel als Ergänzung zum Omelett oder als Snack): Original Sirtfood-Smoothie nach Matten und Goggins

Saft 2 (zum Beispiel zur Mittagszeit): Tomaten-Gurken-Smoothie

Saft 3 (abends oder nachmittags ideal): Frisch gepresster Selleriesaft (einfach Stangensellerie entsaften!)

Der erste Tag ist der Schwerste, aber danach wird es einfacher. Versprochen! Also unbedingt dranbleiben!

TAG 2

Mittag: Wärmende Grünkohl-Brokkoli-Suppe

Saft 1: Apfel-Gemüse-Saft

Saft 2: Original-Sirtfood-Smoothie nach Goggins und Matten

Saft 3: Spinat-Kokos-Smoothie

Heutige Zusatzaufgabe: Wie wäre es mit einer schönen Abend- oder Morgenrunde? Überwinden Sie Ihren Schweinehund, steigen Sie auf' s Fahrrad oder ziehen Sie die Laufschuhe an!

TAG 3

Abendessen: Spargelsalat mit Himbeeren

Saft 1: Original-Sirtfood-Smoothie nach Goggins und Matten

Saft 2: Gurken-Sellerie-Smoothie

Saft 3: Apfel-Gemüse-Saft

Geschafft! Die erste und härteste Phase ist überstanden! Ging schneller als gedacht, oder?

PHASE II (BIS SIE IHR WUNSCHGEWICHT ERREICHT HABEN)

In Phase II schrauben Sie die Kalorienzufuhr etwas höher! Stolze 1500 Kalorien, aufgeteilt auf zwei Sirtfood-Säfte und zwei Hauptmahlzeiten pro Tag, stehen nun auf dem Speiseplan! Sie können also ausgiebig frühstücken und zu Mittag essen, ohne ein schlechtes Gewissen haben zu müssen. Wenn nachmittags oder abends der kleine Hunger kommt, gönnen Sie sich z. B. einen Original-Sirtfood-Smoothie oder einen Apfel-Gemüse-Saft. Oder Sie lassen das Frühstück ausfallen, genießen dafür mittags bspw. den Toskanischen Bohneneintopf und abends eine fruchtig-herzhafte Buchweizen-Bowl mit Erdbeer-Dressing. Ihrer Fantasie und Kreativität sind keine Grenzen gesetzt! Diese Phase wird so lange durchgeführt, bis Sie Ihr Wunschgewicht erreicht haben. Auch hier haben Sie die Zügel in der Hand. Möchten Sie 5, 10 oder 20 Kilogramm verlieren? Sie entscheiden! Sie bestimmen, wann Sie die zweite Phase beenden und in die dritte Phase, die Stabilisierungsphase, übergehen! Wichtig ist auch, dass Sie sich kleine Ziele setzen, die Sie langfristig zu Ihrem Wunschgewicht führen.

Wenn Sie insgesamt 20 Kilogramm verlieren wollen, setzen Sie sich Zwischenziele, zum Beispiel in 5-Kilogramm-Schritten! Gehen Sie von Zwischenziel zu Zwischenziel, bis Sie dort angelangt sind, wo Sie sich wohlfühlen! Die Schritte können je nach Startgewicht variieren. Wollen Sie bspw. 50 kg abnehmen, können Sie sich jeweils 10 kg als einzelne Etappen setzen. Das hängt ganz von Ihren Zielen und der Ausgangssituation ab!

Auch hier wieder ein Vorschlag, wie Ihre Ernährung in Phase II aussehen könnte:

TAG 1

Frühstück: Gefüllte Gurke mit Tomate und Frischkäse

Mittag: Steckrüben-Grünkohl-Curry mit Huhn

Saft 1: Rhabarber-Erdbeer-Smoothie

Saft 2: Apfel-Ananas-Saft

Tagesaufgabe: Schnappen Sie sich Ihre Kinder oder Ihren Partner und gehen Sie eine Runde Schwimmen!

TAG 2

Mittag: Sirtfood-Burger mit Pommes

Abendessen: Buchweizen-Radieschen-Salat mit Hähnchen

Saft 1: Waldbeeren-Cocktail

Saft 2: Gurken-Sellerie-Smoothie

Wie wäre es heute mit ein wenig Me-Time? Nehmen Sie ein Wellness-Bad, legen Sie eine Gesichtsmaske auf und entspannen Sie einfach einmal! Sie haben es sich verdient.

TAG 3

Frühstück: Gurken-Sellerie-Smoothie

Abendessen: Spargelsalat mit Himbeeren

Saft 1: Kokos-Spinat-Smoothie

Saft 2: Apfel-Ananas-Saft

PHASE III (MÖGLICHST DAUERHAFTE ERNÄHRUNGSUMSTELLUNG)

In der dritten Phase ist fast alles wieder beim Alten, schließlich nehmen Sie nun 1800 Kalorien täglich über Ihre Nahrung auf. Zurückfallen in alte Muster ist angesagt? Ganz bestimmt nicht! Nun gilt es, Ihr Gewicht zu halten und die positiven Effekte des Sirtfoods langfristig genießen zu können. In welcher Form Sie Ihre Nahrung nun aufnehmen, ob Sie drei Mahlzeiten täglich genießen, Snacks oder Säfte verzehren oder lieber fünf kleine Gerichte zu sich nehmen wollen, ist dabei Ihnen überlassen! Wichtig ist, dass weiterhin so viele Sirtfoods wie möglich auf Ihrem Speiseplan stehen. Integrieren Sie möglichst in jede Mahlzeit mehrere Lebensmittel, die Ihre Sirtuinaktivität ankurbeln. Eine große Auswahl mit darauf aufbauenden Rezepten steht Ihnen ja nun zur Verfügung! Die dritte Phase lässt sich außerdem wunderbar mit Intervallfasten kombinieren! Essen Sie dafür beispielsweise zwischen 16 und 20 Uhr und fasten Sie den Rest des Tages! Falls Ihnen dieses Fenster zu klein ist, können Sie auch von 12 bis 18 oder von 14 bis 20 Uhr essen und trinken. Achtung: Wasser und ungesüßter Tee sind auch in den Fastenzeiten erlaubt und ausdrücklich erwünscht!

Denken Sie außerdem daran: Halten Sie sich in jeder einzelnen Phase, auch in der Stabilisierungsphase, an eine weitestgehend vegane Ernährungsweise und werfen Sie hin und wieder einen Blick auf Mattens und Goggins Liste der Top 20 Sirtfoods, damit sich diese in Ihr Gedächtnis einprägen und Sie irgendwann ganz automatisch zu Sirtfoods greifen, wenn Sie kochen. Sich von Sirtfood zu ernähren, heißt, eine Diät zu beginnen, die in einem gesunden und langanhaltenden Lifestyle mündet. Ein Lifestyle, der ein Gläschen Rotwein und 2-3 Stück Zartbitterschokolade am Tag nicht nur erlaubt, sondern sogar durchaus empfiehlt. Sie müssen also auf nichts verzichten, ganz im Gegenteil! Wenn es in der ersten oder zweiten Phase also einmal hart wird, denken Sie an die großartigen Ergebnisse, die Sie mit der Sirtfood-Diät erreichen werden, wenn Sie durchhalten. Sie schaffen das, ich bin mir ganz sicher!

Abschließend folgen die **drei wichtigsten Tipps, die Ihnen beim Dranbleiben helfen werden**:

1. Ihr großes Ziel und die Zwischenziele im Blick behalten!

2. Ihre Lieblings-Sirtfood-Gerichte jeden Tag einbauen!

3. Genehmigen Sie sich hin und wieder Schokolade und Rotwein für die Seele, aber verlieren Sie nicht den Kakaogehalt und Ihre maximale Kalorienzufuhr aus den Augen!

Und nun sind Sie dran!

Nun bin ich am Ende meiner Ausführungen zur Sirtfood-Diät angelangt. Für Sie beginnt die Reise aber jetzt erst so richtig! Sie wissen nun, was das Abnehm-, Gesundheits- und Anti-Aging-Geheimnis der heutigen Zeit ist! Gemeinsam haben wir entschlüsselt, was Sirtuine und Sirtfood sind, welche positiven Effekte sie für unseren Körper und unser gesamtes Wohlbefinden haben und wie sie uns beim Abnehmen helfen. Sie wissen nun, wie Sie Ihre körpereigenen Enzyme, die der Zellreparatur dienen, aktivieren können und welche Lebensmittel künftig unbedingt auf Ihrer Einkaufsliste landen müssen. Botox, Hyaluron und Schönheitsoperationen waren gestern – dank Sirtfood verjüngert Ihr Körper sich ganz von selbst. Vorbei ist auch ständiger und ausnahmsloser Verzicht beim Kampf gegen die Kilos. Bei der Sirtfood-Diät wird auch der süße Zahn dank Schokolade und Wein befriedigt. Hungern und schlechte Laune sind Geschichte und was ist eigentlich dieser sagenumwobene Jojo-Effekt? Spaß beiseite!

Ich hoffe, dass vor allem eine Sache nach all diesen Ausführungen hängen geblieben ist: das Ziel, Sirtfood als langfristige Ernährungsumstellung zu betrachten und nicht nur als eine kurzweilige Diät, in der Sie innerhalb kürzester Zeit mit vielen Opfern und wenig Spaß am Essen viel Gewicht und Muskelmasse verlieren.

Greifen Sie beim Einkaufen künftig auf unbehandeltes, frisches, möglichst saisonales und regionales Obst und Gemüse zurück! Die Sirtfood-Diät basiert auf einer weitestgehend pflanzlichen Ernährung, die frei von Pestiziden und dafür reich an sekundären Pflanzenstoffen ist. Seien Sie aber nicht zu streng zu sich – Sie müssen nicht von heute auf morgen oder überhaupt vegan werden. Wichtig ist, Sirtfood als Hauptbestandteil Ihrer Mahlzeiten aufzufassen. Tierische Produkte oder Pflanzensorten, die weniger sirtuinaktivierende Stoffe enthalten, sind nicht verboten, sollten aber in Maßen statt in Massen genossen werden. Je mehr Sirtfood, desto besser! Die Top-Sirtfoods kennen Sie ja nun.

Was Sie daraus alles zaubern können, wissen Sie nun ebenfalls. Die Sirtfood-Diät besteht keineswegs ausschließlich aus ödem Salat, stillem Wasser und ständigem Hunger. Im Rezeptteil können Sie jederzeit aus unzähligen Ideen für Frühstück, Mittagessen und Abendbrot wählen. Auch für den kleinen Hunger zwischendurch haben wir eine Reihe an Rezepten für Sie hinterlegt. Toben Sie sich aus, probieren Sie Neues aus und lassen Sie Ihrer Kreativität freien Lauf!

Und auch, wenn es einmal schwer wird, z. B. in der ersten Phase Ihrer Diät, halten Sie sich eines vor Augen: Sie tun Ihrem Körper etwas Gutes und das Gröbste ist bereits nach drei Tagen überstanden! Die Sirtfood-Diät sieht nicht vor, dass Sie langfristig auf Ihre liebsten Lebensmittel verzichten müssen und ständig mit knurrendem Magen ins Bett müssen, keineswegs! Es wird leichter, versprochen!

Irgendwann werden Sie die Prinzipien der Diät so verinnerlicht haben, dass es sich gar nicht mehr wie eine solche anfühlen wird. Treiben Sie Sport, wenn Sie das wollen, um noch schneller zu besseren Ergebnissen zu gelangen! Joggen, Radfahren, Schwimmen, oder vielleicht doch etwas ganz anderes? Sie entscheiden! Essen Sie sich satt, doch behalten Sie vor allem in den ersten beiden Phasen die Kalorienvorgaben im Hinterkopf! Ich versichere Ihnen: Wenn Sie genügend Sirtfood in Ihren Speiseplan einbauen, werden Sie selbst bei 1500 Kalorien am Tag nicht das Gefühl haben, hungrig schlafen gehen zu müssen! Betrachten Sie die Sirtfood-Diät als ersten Schritt in einen gesünderen, wohltuenden und glücklicheren Lifestyle, der Sie fit und vital hält, ein Leben lang. Sie wissen nun, wie es geht. Die ersten Schritte, den Theorieteil, haben wir gemeinsam beschritten. Jetzt müssen Sie nur noch anfangen!

Weitere Bücher der Autorin

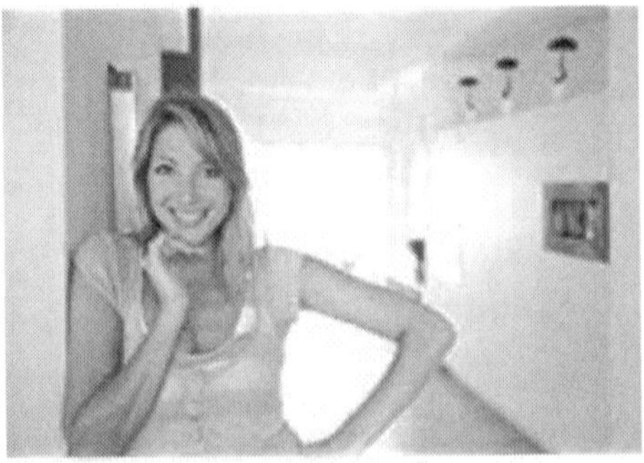

Hier finden Sie weitere Bücher von Sasha Weiss.

Sasha Weiss ist Ernährungsberaterin und Autorin im Bereich Gesundheit, Fitness und Lifestyle.

Über die Jahre konnte Sie viel Praxiserfahrung und Fachwissen sammeln, um schließlich effektive Methoden zu erarbeiten, nachhaltig, einen gesundheitsbewussten Lebensstil aufzubauen und sich in seinem Körper wohl zu fühlen. Ihr Fokus liegt dabei in der Gewichtsreduktion.

Ihr Ziel: So viele Menschen wie möglich für das Thema Gesundheit zu begeistern und sie vor allem dabei unterstützen, schnell, langfristig und einfach ihre Traumfigur zu erreichen.

Wenn Sie mehr darüber erfahren möchten, wie Sie Ihren Traumkörper erreichen und dauerhaft halten können, dann schauen Sie sich gerne die weiteren Werke von Sasha Weiss an. Danke, dass Sie sich die Zeit genommen haben!

Link zum Autoren-Profil: https://amzn.to/2y6Df88

Haftungsausschluss

Die Umsetzung aller enthaltenen Informationen. Anleitungen und Strategien dieses Buches erfolgt auf eigenes Risiko. Für etwaige Schäden jeglicher Art kann der Autor aus keinem Rechtsgrund eine Haftung übernehmen. Für Schäden materieller oder ideeller Art, die durch die Nutzung oder Nichtnutzung der Informationen verursacht wurden, sind Haftungsansprüche gegen Autor grundsätzlich ausgeschlossen. Ausgeschlossen sind daher auch jegliche Rechts- und Schadensersatzansprüche. Dieses Werk wurde mit größter Sorgfalt nach bestem Wissen und Gewissen erarbeitet und niedergeschrieben. Für die Aktualität, Vollständigkeit und Qualität der Informationen übernimmt der Autor jedoch keinerlei Gewähr. Auch können Druckfehler und Falschinformationen nicht vollständig ausgeschlossen werden. Für fehlerhafte Angaben vom Autor können keine juristische Verantwortung, sowie Haftung in irgendeiner Form übernommen werden.

1. Auflage

Kontakt: Vasily Kuts, urbanstraße 9a, 81371 München

Covergestaltung: Name Lauria

Coverfoto: Depositphotos